心療眼科医が教える

その目の不調は脳が原因

若倉雅登

Wakakura Masato

a pilot of wisdom

はじめに　眼(め)からの情報は脳が処理する

「見える」とは眼と脳の共同作業

私たちは「ものは目で見ている」と思い、見えにくいことがあると「目（眼球）のどこかが悪い」と考えているのではないでしょうか。

しかし、少し考えてみると、いくら目の構造が完璧でも、それだけでものが見えるわけではないことは明らかです。たとえば、生まれたばかりの赤ちゃんは一、二か月してくると、光に対して反応し、明るすぎると光を避けたりいやがる動作をしたり、動くものを目で追うようになります。実はこれは、**目が発達したのではなく、脳が発達してきたから起こる反応**です。

外界から目に入ってくる大量の視覚情報の中から、注目すべきものを選(よ)り分けて、意味のある対象として認識するのが、「見える」ということです。その作業は眼を入り口としていますが、結局は脳で情報を処理することで完結します。つまり「**見る」とは眼と脳の共同作業で、どちらかに不都合が生じれば快適な視覚は得られない**ことになります。

ものがきちんと見えているかどうかを、私たちは「視力が良い、視力が悪い」のように「視力」という用語を使って表現します。

ここで視力検査の様子を思い出してください。日本での標準的な視力検査は、五メートルの距離にある「C」の字の形をした「ランドルト環（かん）」と呼ばれる「視標」（検査などで見る対象物となる標的）を用いて、その切れ目（分離）の方向がわかる限界を測定します。すなわち「最小分離閾（ぶんりいき）」を調べるのです。決して「明視（めいし）」（クリアに見える）の最小閾でも、読字の最小閾でも、認知（何とか存在が確認できる）の最小閾でもありません。

とにかく、切れ目の方向がわかればよいという測定法です。Cの字が薄かろうが、ぼやけていようが、歪（ゆが）んで見えようが、それは構わないのです。眼球の何らかの都合で、Cの**字が明確に見えなくても、切れ目の位置が想像できればいいので、ここには脳の補正能力が関わっている**可能性が大いにあります。

そのことは、小児の視力を測定するとよくわかります。

大きな視標から小さな視標までが、一枚の紙に印刷されている視力表を「字づまり視標」と呼びます。一方、カード一枚一枚に視標が印刷されたものを「字ひとつ視標」と言います。小学校低学年くらいまでは、字ひとつ視標で測定したほうが、字づまり視標で行なった視力より良いという結果があります。これは子どもが字づまり視標の中から一つの標的に注意を向け続けることが困難だからで、幼児ではそれがより顕著になります。字づまり視標での測定は、眼球そのものが持つ視機能に加え、視力表から一つの視標を読み分けるための選択、注意、集中といった、脳が担当する機能が必要になるからです。

字づまり視標では、うまく検査ができない場合に、専門用語で「読み分け困難」という用語を用います。また、字づまり視標で測定した視力を、英語ではcortical vision（皮質視力）と言います。ここで言う皮質とは「大脳皮質」のことで、脳のさまざまな病気で認知機能が低下したり、認知症が出てきた場合も、皮質視力が低下することがわかっています。このことだけをみても、視力とは眼の機能だけを反映しているのではないことが明らかです。

一般の人が「視力が悪くなった」というときは、裸眼視力が低下したとか、今使っている眼鏡やコンタクトレンズが合わなくなった場合でしょう。ちなみに「視力」とは、調節を使用しない状態、つまり、無限遠を見る状態で測定すると定義されています。しかし、現実にはそれは無理なので、視力測定では無限遠の代わりに五メートル先の視標を用いているのです。

一般に言う「視力」は本来の視力ではない

ところで、眼科でいう視力とは、「裸眼視力」ではなく「矯正視力」です。近視、遠視、乱視といった状態を招く、角膜と水晶体における光の屈折状態や眼球の大きさは人によってそれぞれ違いますから、それに対応した適切なレンズで矯正しなければなりません。そうして測定されたものが矯正視力です。

老眼（専門用語では「老視（ろうし）」）は加齢により「調節力」（近くのものにピントを合わせる能力）が低下することです。このような場合にも患者は「視力が低下した」と言って来院しますが、近くが見づらくなってきたこの状態を正確に表現すると「近方視力が低下した」ということになります。

眼科医にとっては、見え方を侵すような病変があるかどうかを知るために行なうのが視力測定の最大の目的なので、裸眼視力にはあまり関心を寄せません。あくまで、網膜の中で最も感度の良い中心部分（黄斑部中心窩付近で、視野の中心部）で測定した矯正視力がその人の眼の能力を表しているため、それが一・〇以上出ているかどうかが重要なのです。

矯正して一・〇以上が出ていれば、少なくとも重大な眼の病変はなさそうだと医師は判定できます。眼科医の最大の関心事は矯正視力であり、それゆえ眼科医が断りなしに「視力」と言うときは、「矯正視力」を意味しています。つまり、日常会話で、視力が良いとか、目が悪いとかいうときの視力と、眼科などで測定された視力は違うのです。

矯正視力を得るためには、その眼の屈折の状態を正確に測定しますから、眼鏡による矯正が必要か、あるいは使用中の眼鏡は適切かも視力測定時に当然わかります。このようにレンズで補正できる近視、遠視、乱視といった屈折異常は、眼科医の頭の中では病気としては捉えません。もちろん、保険診療の上では病気として扱われますけれども……。

快適な見え方には脳の機能が重要

ここで注意したいのは、眼科で測定した視力は、見え方の一つの代表ではあっても、見え方のすべてを語ってはいないということです。

たとえば、〇・一の矯正視力だという人がいたとします。矯正視力がこうも低いと、眼球や視神経に何らかの病気があることは間違いないでしょう。しかし、近視や乱視が強い人の中には、裸眼視力は〇・一もないという人がいます。そういう人でも、眼球などに特段の病気がなければ、〇・一の裸眼であってもおおまかな日常動作に困ることはまずありません。なぜでしょうか。

実は、見え方には視力以外に多くの要素(属性)があります。眼科で測定できる属性としては「視野」「色覚」「光覚」(暗黒の環境下でわずかな光を感知する能力)「コントラスト感度」「中心フリッカー感度」などがあります。近視や乱視などの屈折異常があるだけで、眼球に異常のない人なら、こうした要素がすべて正常か正常に近ければ、さほど困らないのです。

それぞれの属性の説明は専門的になるので省きますが、こうした機能は網膜を含む眼球だけで完結しているのではなく、視覚に関与する大脳の視覚情報処理機構が参加しなければ実現しないことに、ここでは注意してください。

このように「視力」は、視機能の一面、視覚の属性の一つを示しているだけですが、大事な要素であることは間違いありません。しかし、先ほどあげたように、視機能にはほかにもいろいろな属性があります。それらは、眼球だけでなく、視覚に関与する高次脳機能が深く関わってはじめて、快適にものが見える仕組みになっているのです。

つまり、もし、眼球や視覚に関与する脳の機能に不調がある場合は、視力の数値が良いからといって、視力以外の視覚の属性が正常だという保証はありません。

一方、近視が強い人が眼鏡を外した状態で測った視力が〇・一と数値的には低くても、眼球や脳の不調で生じた同じ〇・一の視力の眼と比べて圧倒的に見え方の質が良いのは、そうした視力以外の属性が正常に働いているからにほかなりません。

ここまでで、見え方には眼球の機能だけでなく、視覚に関与する脳の働きが非常に重要だということがおわかりいただけたと思いますが、本書では、見ることに脳が関与していることを示す、もっといろいろな例をあげていきます。

神経眼科と心療眼科の立場からみると

視力というのは、私たちの持つ視機能のごく一面でしかないわけです。しかし、眼科医でさえも、視力の数字をもって、その人の見え方の評価がほぼできていると錯覚している場合が多いように思われます。

それは医師たちが、視力のような数値ばかりに重きを置き、見え方に異常や不調を感じている人の訴えを実感あるものとして考えてこなかった、また、数値や画像には表現されない視覚の雑音や、日常生活の中で快適な視覚が損なわれていると訴える患者の不調に寄り添って考えてこなかったからだと思います。

そういうさまざまな不調が、私の専門としている神経眼科学や心療眼科学の考え方に照らしていくと容易に理解でき、問題が解決され得ることを、私は四十数年にわたる臨床経験の中で見出(みいだ)してきました。ちなみに神経眼科学とは、視覚機能を眼球だけでなく、脳の機能とともに考える学問で、二〇世紀の中盤ごろからアメリカを中心に急速に発達してきた、一般眼科学に比べると新しい学問体系です。

私の師匠の石川哲教授（当時）は、これをアメリカ留学で学び、一九七〇年（昭和四五年）に帰国すると、それを日本に紹介しました。私は昭和五〇年代から、その新しい学問を学び、専門として臨床にも応用してきました。そして二〇〇七年には、これも脳の機能である「精神」も含めて、眼科臨床を考えていくべきであることに気付き、眼の心身医学たる「心療眼科」という領域を提唱し、研究会を発足したのです。

眼球だけに注目する一般眼科医や、数字しか重視しない眼科医たちには気付けなかったものが、神経眼科、心療眼科の観点からは見えてきます。

そうしたものの一端も本書で紹介していこうと思います。

目次

第一章　眼と脳に関する基礎知識 ―― 39

視野に小雪や砂嵐や人の顔が――シャルル・ボネ症候群など
幻視だと自覚している
片頭痛の前兆が引き起こす光と影――閃輝暗点
視野全体に雪が降っているように見える――「小雪症候群」
頭痛と関連の深い目の症状――「眼筋麻痺性片頭痛」「群発頭痛」
文章の行間が光って見える――視覚ストレス症候群

第四章　ぼやけたり歪んだりで見えない！――

一人のはずが二人に見える！　複視とは？
甲状腺眼症による後天的斜視・複視
その眼精疲労、「間歇性」斜視かもしれません
「眼窩窮屈症候群」――眼球が大きくなり目の奥が窮屈に
眼窩が窮屈になるのは女性と強度近視の人に多い
見え方の左右差が生じて起こる「目鳴り」

第五章　高次脳機能障害

第六章　手術・服薬で見えなくなった！

図版作成／海野　智
索引組版／ＭＯＴＨＥＲ

序章　街の眼科医が気付けない目と心の世界

ものが見えるということ

まずは、この写真を見ていただきたいと思います。

これは、来年小学校に上がる孫娘がまだ生後五か月だったころ、ベビーベッドに寝ている姿を筆者が撮ったものです。

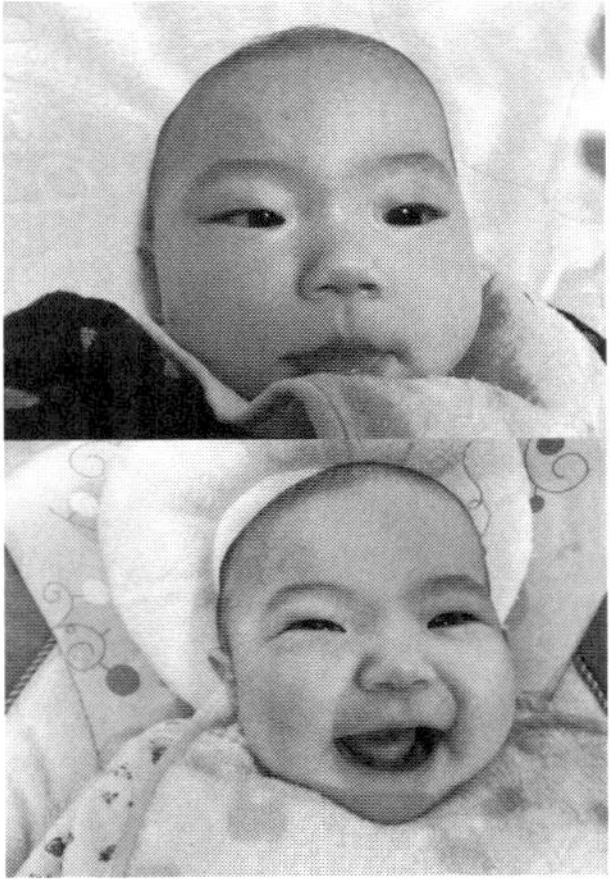

上の写真は、私が近づいたところを見ているようではありますが、何ら表情がありません。見ているふりや、見えているのに知らんぷりをするという知恵が働く年齢ではまだありませんから、意味不明のぼんやりした私の像は、彼女の眼球から脳へと伝達され、後頭葉（ようとう）にある「第一次視覚野（や）（V1）」までは到達しているものと思われます（図1参照）。

しかし、画像がV1に伝わっても、それだけではまだ「見えた」ことになりません。

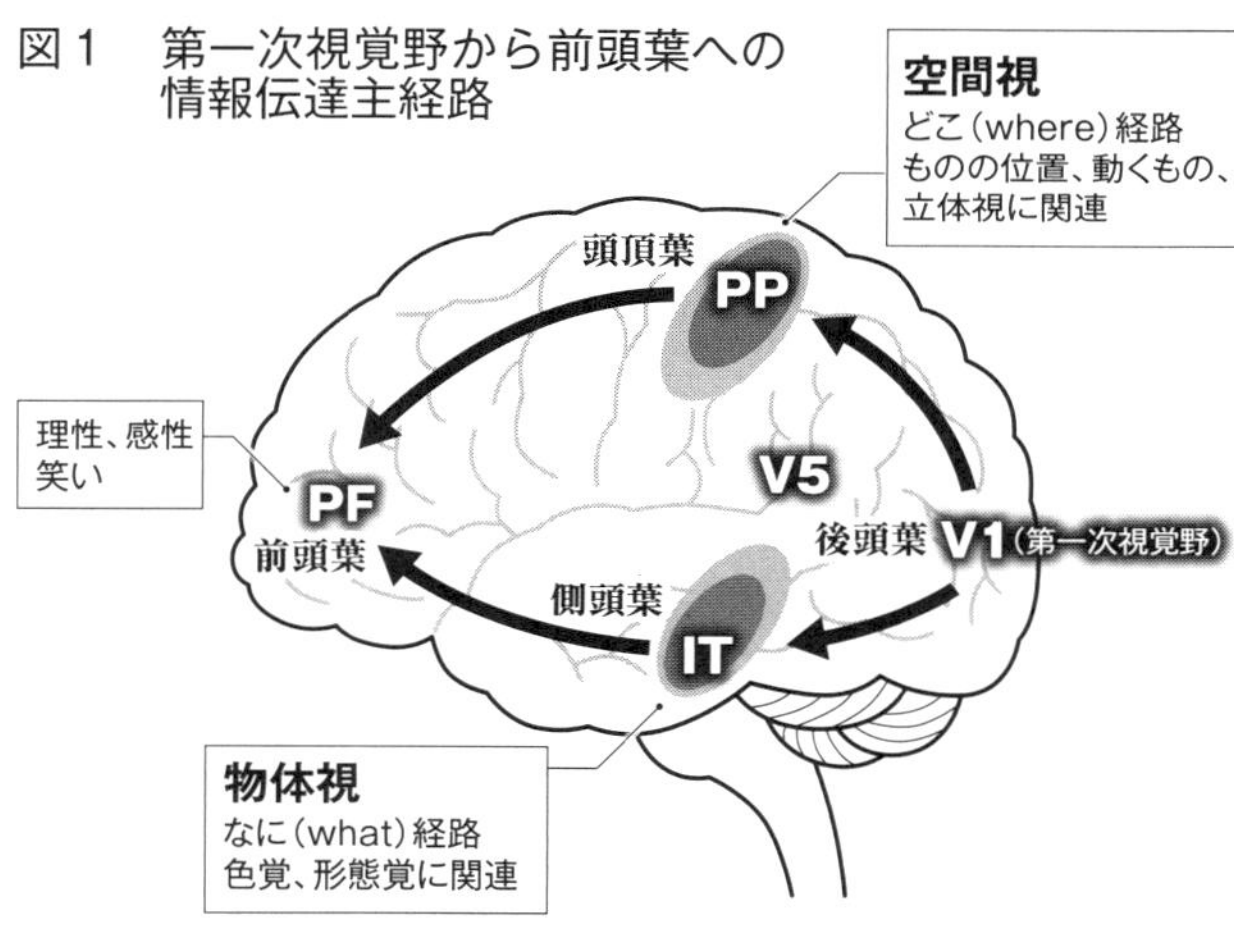

「見える」というのは「そこに意識が働き、意味のあるものとして認識する」ということだからです。

では、下の写真を見ていただきましょう。私がカメラを構えて写真を撮っているところを見て笑っています。笑うということは、彼女の脳に入ってきた画像に、何らかの意味づけがなされたということです。「おじいちゃん」という言葉はまだ彼女の中にはないので、「敵ではない何者かが自分に関心を持っている」という程度の認識が構成され、笑うという反応に至ったのです。これで、彼女は確かに私が「見えた」ことになるわけです。

私たちは、何となく「眼球でものを見てい

る」と思いがちですが、このように眼球はものを見るための入り口ではあっても、眼だけでは「見る」という作業は完結できません。脳がきちんと働かないと、決して見えたことにはならないことを、まず押さえておきたいと思います。

大人でも、視線はそちらに向けているのに、実際には情報として入っていないということは、日常生活でよくあることです。孫娘は生後五か月で、脳の発達途上にあり、視覚情報がうまく脳とつながるときと、つながらないときとがあるのです。

では、脳はどのように「ものを見る」作業に参加しているのか考えていきましょう。

ものを見るには準備がいる

孫娘の上の写真をもう一度見てください。

彼女はぼんやりとこちらを見ているようです。いわば、ニュートラルな状態と言えるでしょう。人間はこうしていつもぼんやりと情景をスキャンしているものと思われます。その中で、何か注目したいと感じる関心の対象があると、脳はそれを見るための準備を即座にはじめます。

図2　外眼筋を含めた眼球の正面図

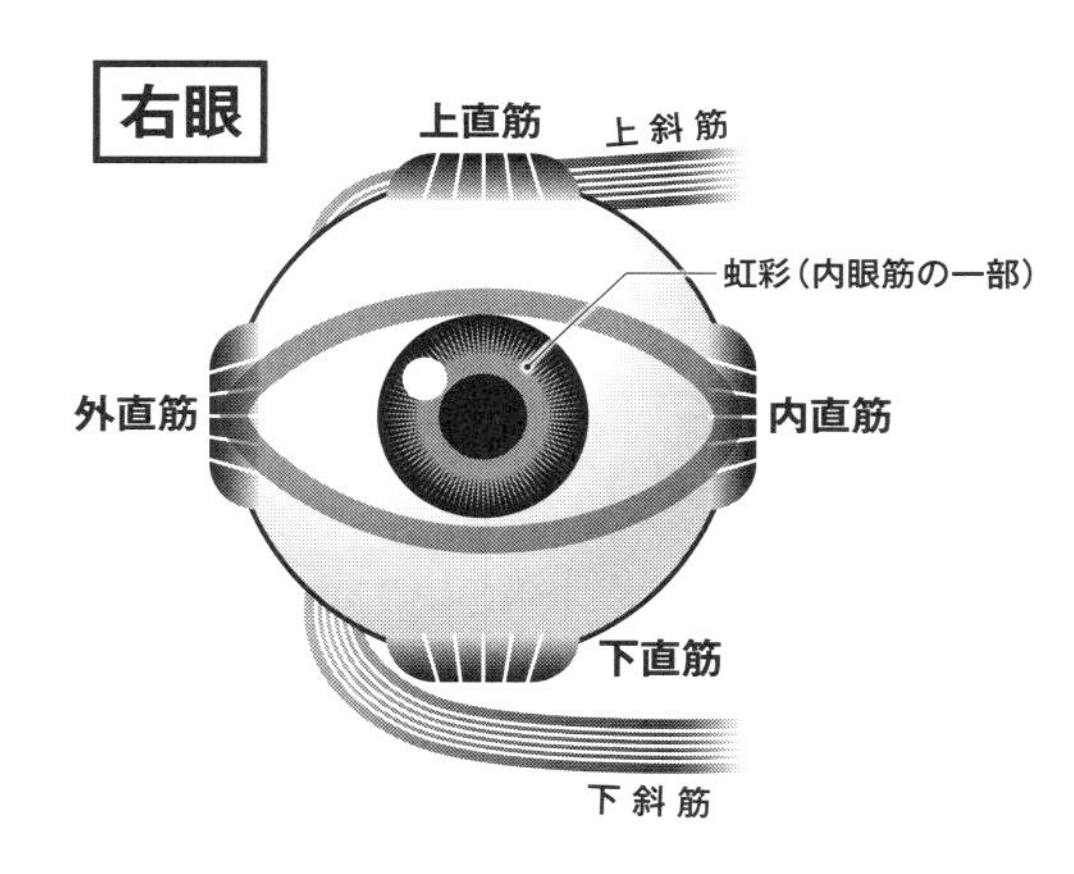

まず対象物に両眼の視線を合わせ、その距離にピントを計算して合わせるのです。「合わせる」と書きましたが、正確に言うと合わせるための計算結果を、後述する「外眼筋」（図2参照）「内眼筋」に送って動作させるのです。

近い対象物のときは「輻湊」（両眼を寄せる動作）をしますが、それは眼球を動かす外眼筋を作動させる（詳しく言うと、内直筋を興奮させ、外直筋の興奮を抑制する）ことで生じます。働きの適切な分量を、脳は厳密に計算しているのです。

一方、遠方にある対象物に焦点を合わせる動作を「開散」と呼びます。これは興奮している両眼の内直筋の作動を止め、うまく外直筋を動かして適切な位置に持っていきます。このように、空間的に上下左右いろいろな位置にあるものに焦点を合わすのには、全部で六つある外眼筋のうちの水平筋（内直筋・外直筋）だけでなく、上直筋・下直筋・上斜筋・下斜筋も動員しており、そのための複雑で精密な計算は脳が行なっているのです。

視線を合わせるだけではまだ、目的の対象物が「明視」（クリアに見える）できていません。その距離にピントを合わせる必要があります。専門用語ではこれを「焦点調節」（または単に調節）と言いますが、これは内眼筋である「毛様体筋」を動かし、水晶体の厚みを変えることで行ないます（図3）。その量もまた、脳が精密に計算します。

ここまでをいま一度、まとめてみましょう。

何か近くの物体を見ようとすると、両眼は輻湊し、水晶体は膨らんで凸レンズの度を増します（調節）。それにつれて瞳孔は小さくなります（縮瞳）。この輻湊、調節、縮瞳の三要素で成り立つのが「近見反応」です。

この反応を実現している脳の神経回路は、よく解明されており、大脳の「第五次視覚野（V5）」（図1）が司令塔のような役割を果たします。なお、遠方を見るときの制御系はま

図3　眼部の断面図

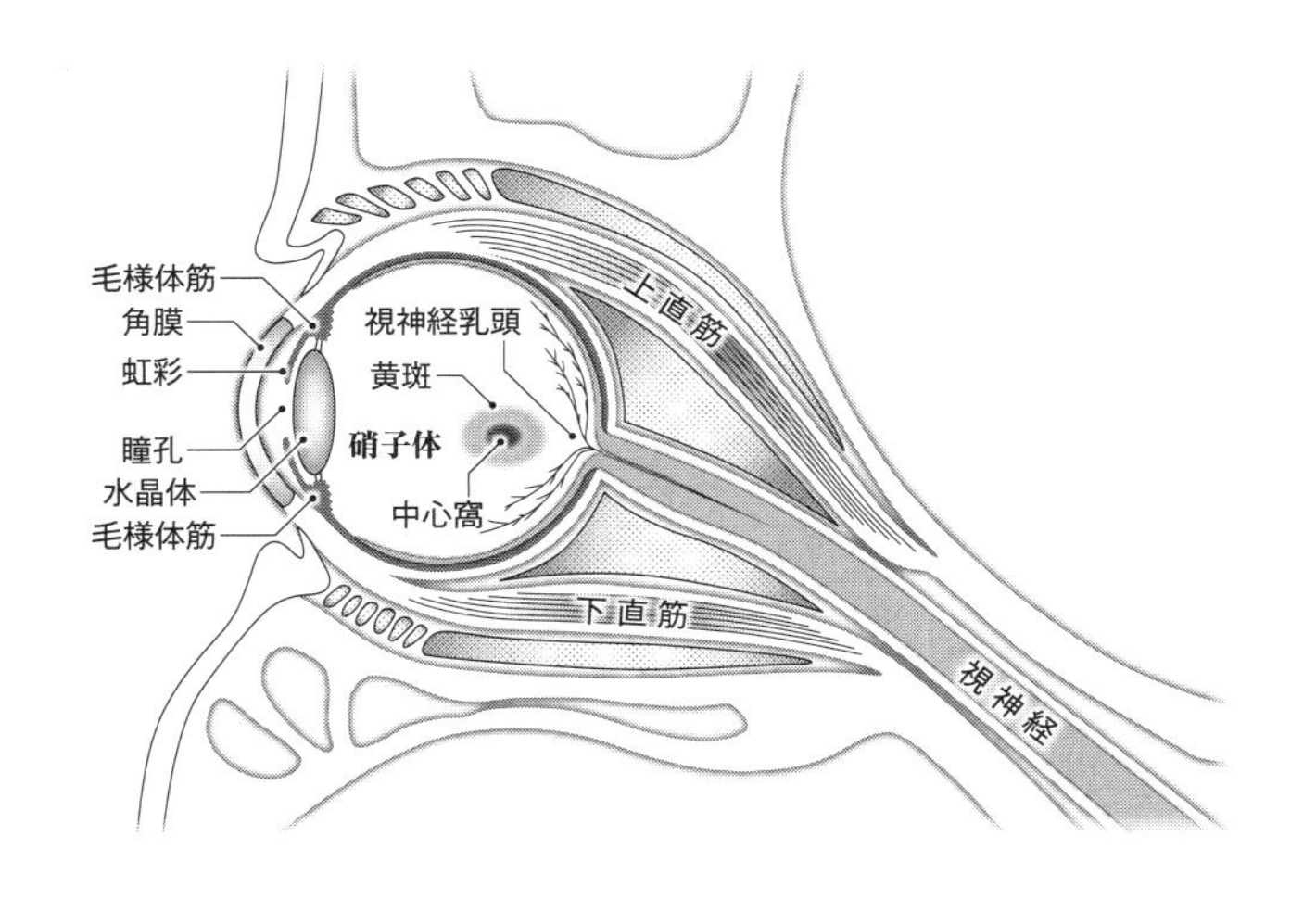

だよくわかっていないところがあるので、ここでは割愛します。

ところで、Ｖ５を司令塔にして近見反応を起こそうとしても、うまくいかない場合があります。計算通りに水晶体の厚みが調節できない事態です。その代表例が、加齢によって誰でも生じる「老視」です。若いときにはどんな距離でも明視できる自動調節能力を満喫できたのに、四〇歳ごろを境にその力が徐々に衰えて、脳の言うことを聞かなくなるのです。人体の組織の中で、加齢による機能低下、機能異常が最も現れやすいのは、関節と水晶体だと言われています。

以上、ものを明視するための脳と眼球の準備機能について、やや単純化して述べましたが、このほかにも明視する対象に関心を持つという仕事も、そこに注意を集中するという動作も、眼球が勝手にやっているのではなく、間違いなく脳の仕事です。

対象物を見る作業は実際には、自分も動く、対象物も動く、背景も目まぐるしく変化するという複雑な空間の中で繰り広げられます。脳はそういう変数が多くある中で緻密な計算を瞬時にし、眼球はそれに応じようとするのですから、「見る」ために、人間はものすごいメカニズムを有していることになります。

視覚認知の過程

注目したい対象が決まり、ものを見る準備ができました。そこではじめて、その人は視覚情報を眼に入力させます。ただ、その前に、きれいな像を網膜に届けさせるために適切な矯正が必要なので、各人に合った近視、遠視、乱視の眼鏡や、コンタクトレンズで矯正をしておきます。

こうして眼球に病変がなければ、クリアな画像が網膜に投影されます。その視覚情報は「視神経」「視交叉（しこうさ）」を通過して外側膝状体（がいそくしつじょうたい）で別の神経細胞にバトンを渡し、今度は脳内に入って後頭葉の第一次視覚野（Ｖ１）に到達するのです（図１）。

しかし、視覚情報がＶ１に送られただけでは、まだ見えていないと冒頭に述べました。では、それからどうなるのでしょうか。

視覚の情報処理機構が解明されることは、脳の仕組みが解明されることとほぼイコールだと神経科学者たちは考えました。そして、二〇世紀後半から二一世紀のはじめにかけて、脳は視覚情報をどのように処理しているのかという大テーマの研究が非常に精力的に行なわれました。いわば〝神の領域〟に人間が立ち入っていったのです。

動いているものを認識する細胞があるのは脳のどこの領野で、顔を認識する「顔細胞」はどこにある、色に反応する細胞はどこに多くて、人の唇にもピーマンにも反応する細胞（実は凹みのある物体に反応する細胞だとあとでわかった）の存在など、いろいろな研究が行なわれ、いろいろなエピソードが生まれました。

そして、視覚情報は、大きく分けて、動的視標や空間的位置の情報を運ぶ「頭頂葉経路」（where 経路とも言われる）と、色覚や形態覚の情報を運ぶ「側頭葉経路」（what 経路）の二つのルートを進むことがわかりました（図1）。そして進んでいる間にも、ほかの領野の情報と比較したり、組み合わせたりしながら情報処理をしていき、最終的に前頭葉に到達します。

前頭葉はほかの動物に比べ人間でとくに発達している部位で、脳のほかの領野ともやり取りしつつ、認知、情動（感情や思考）、ヒトが何か行動を起こそうとする遂行機能など、幅広い機能を実現します。人格形成にも関わっています。

もう一度孫娘の笑っている下の写真を見ていただきたいと思います。私の姿という視覚情報が、確かに前頭葉に達したことがこの表情でわかります。彼女の脳が学習し発達してくれば、たとえば、言語中枢と結んで「おじいちゃん」であることを理解したり言葉に出したりでき、また、運動中枢と結びついて手を振るかもしれません。さらに、記憶を司(つかさど)る「海馬(かいば)」や、記憶のほか情動も左右する「扁桃体(へんとうたい)」など大脳辺縁系の情報と結びつくことで、会えてうれしいとか、今は会いたくないとか、さまざまな感情や思考を生み出すでしょう。

ここまで視覚情報の主たる経路をお話ししましたが、ほかにも網膜から視神経を経て瞳孔反射を起こす経路や、感覚情報が多く集まり過ぎないようにフィルターの役割をしていると考えられる「視床(ししょう)」にもつながっているなど、種々の神経回路が視覚情報処理に参加しています。

膨大な量の視覚情報は、視床などフィルター役をするいくつもの脳の領域を透過して、整理されていくと思われます。ここはまだ未知の世界ですが、この整理がうまくいかないために、脳からいろいろな「雑音」が発生してしまうのではないかと思われる症例をいくつも診ていきます（「雑音」とは具体的に何を指すのか、これから詳しく述べていきます）。

筆者自身もまもなく古稀（このごろはもう稀ではありませんが）を迎える年齢ということもあり、五年ほど前から逆光での見え方が極端に悪くなった気がしています。眼球には異常がないので、たぶん、加齢でフィルターの力が劣化してきたと思っているところです。

ところで、比較的新しい用語なのですが、「高次脳機能障害」という言葉を聞いたことがある人もいるかもしれません。高次脳というと、記憶、精神、認知、学習などが連想されると思われますが、それだけではありません。

ここまでみてきたように、ものが見える、つまり見えたものの意味がわかり、それを応用する機能は、まさに視覚の高次脳が受け持っているのです。そして、そのメカニズムに、病気や外傷や薬や加齢などによって不具合が生じ得る「視覚の高次脳機能障害」という状態があるはずなのです。詳しくは第五章で述べます。

しかし、臨床ではこのことは長らく軽視、もしくは無視されていました。

神経眼科的スタンスで診断できる医師は一割以下

私は医学部を卒業後、眼科の中でもやや特殊な領域とされる「神経眼科」を専門とする教室に入局しました。一般眼科と並行して、神経眼科という「視覚は脳で実現している」との理論をベースに発展してきた学問領域を学びながら、もう四〇年以上、臨床や研究をしています。及ばずながら、日本神経眼科学会やアジア神経眼科学会（ＡＳＮＯＳ）の代表をしていた時期もあります。そういう立ち位置で視覚というものを眺めていると、眼球を中心に、あるいは眼球そのものだけを診ている一般眼科の診療では見えてこない、あるいは気付かない世界が見えてきます。

一般眼科の診療は、角膜はどうか、水晶体はどうか、網膜（眼底）はどうか、あるいは緑内障や白内障はないか、加齢黄斑変性（かれいおうはんへんせい）はないかという目で診察します。眼科医が見れば一目瞭然の病気も多く、中には「眼科では問診などほとんど必要ない」と豪語する医師さえいます。

ところが、神経眼科では、実際の診察前の問診が最も重要です。視覚にいかなる影響が及んでいるのか、影響を及ぼす可能性のある因子を持っていないかなど、眼のことだけでなく、なるべく心身全体からの情報を得て、脳との関連を考えるのです。

脳はＭＲＩやＣＴで診れば一目瞭然ではないか、と言う人もいるかもしれません。しかし、それは間違いです。ＭＲＩやＣＴでは形や局所病変を見ているだけで、腫瘍や梗塞の有無はわかりますが、脳の神経回路の信号伝達が正常に行なわれているかどうかは見えません。

もちろん、眼や視覚の異常をきっかけに、腫瘍のような脳の粗大病変（大きな病気）が見つけられることは珍しいことではありません。ところが、神経眼科外来で診る眼や視覚に出現するさまざまな症状が、脳の情報処理過程での不調であったり、視覚の高次脳機能障害だと判断される場合だと、通常のＭＲＩやＣＴで所見が得られることはまずありません。

視覚に不具合が出る人は、決まって街の眼科に行きます。そこでは、眼球に異常がないことまではわかります。しかし、症状の正体までは解明されないかもしれません。あるいは、眼に何らかの所見（たとえばアレルギー性結膜炎やドライアイ）があれば、医師はそれを治療しようとするでしょう。それで解決するなら、診断・治療が的確だったということですが、もし自覚症状が軽減せず、しかもそれが日常生活に影響を与えるほど重ければ、解決したことにはなりません。

その場合は、視点を変えて神経眼科の立場から症状を見直すべきです。一般眼科の医師でも、神経眼科的スタンスで診察や考察ができる人がいます。日本に眼科医は約一万四〇〇〇人いますが、うち一〇〇〇人弱が日本神経眼科学会の会員で、彼ら彼女らはそれだけを専門としているわけではなくとも、神経眼科的スタンスで患者を診ることができます。「神経眼科の立場から見直してくれ」という眼科医からの依頼が私のところへ来ることもあります。

ただ、日本神経眼科学会の会員数は眼科医全体のうちの一割にも満たないので、みなさんの周辺ですぐに見つかるとは限りません。学会では「神経眼科相談医」という称号を、一定の資格試験をパスした人に与え、学会ホームページで表示しています。

眼球の病気の中にも、神経眼科の症状の中にも、簡単には治らないもの、進行性のものなど、厄介な病気がかなりあります。眼や視覚に症状があると、生死には関わらなくても、日々の生活の快適さが失われます。それが続けば、心にも痛手が生じるでしょう。逆に精神に不調があったり、神経系に作用する薬物を服用していたりすると、眼や視覚に症状が出ることもあります。

「NPO法人目と心の健康相談室」を設立

眼科学は、外科学の一部として発展してきた歴史的背景があります。外科医は、端的に言えばメスで切って治す専門職です。ですから、切って治らなければそれでおしまいといった、よく言えば割り切りが良く、執着のない、悪く言えば冷淡な性癖を持つ人が少なくなく、患者の心に寄り添って相談に乗る姿勢になかなかならない事例がみられます。

もちろん、そういう気持ちがあっても、超多忙な日常診療の中で、そこまで注意を払えない日本独特の医療システムの問題や働き方の問題もあります。また、医師自身がどうしていいかわからない、そういうことに対する教育を受けていないという弱点もあるでしょう。

そこで、私は一〇年余り前に「心療眼科研究会」なるものを友人と立ち上げました。精神科医や心療内科医に学んだり、眼や視覚にまつわる心療的問題意識を持つ人たちが集まって症例の検討をしたりする研究会です。はじめのころは、患者からつらさを打ち明けられる機会が医師よりも多い看護師、視能訓練士、ソーシャルワーカーのようなコメディカル（医師以外の医療従事者）の人たちの出席が目立ったのですが、最近は医師の参加も増え、一〇〇名くらいの規模の会になっています。

私は勤務先では、神経眼科の患者の診療はなるべく後進の専門家に譲り、一人ひとりある程度時間をかけて診るために、人数を制限した心療眼科の外来をすることにしました。しかし、医師のすることはどうしても診断と治療（対処）が中心になり、症状が容易に改善されずにつらい場合でも、一人ひとりの生活に立ち入った助言まではなかなか行き届きません。

そこで二〇一五年に、私の大学病院勤務時代と、現在の勤務先の院長時代にともに仕事をした看護師が定年退職したのを機に、彼女に理事長になってもらって「ＮＰＯ法人目と心の健康相談室」という組織を立ち上げました。

病院や医院では十分対応できないために病気や症状の理解が不十分になったり、その人の生活に根ざした対応法を導き出せなかったりといった欠点を補う、いわば病院・医院の補完機能を担おうという考えではじめたもので、看護師、医師など眼科の専門家や、患者の中でボランティア活動をしようというスタッフに支えられた会員制の相談室です。

こういう機能は保健所を利用するなどして、国や自治体が、医療も福祉も視野に入れながら総合的に行なうことが理想だと思っていました。そのことは、拙著『三流になった日本の医療』（ＰＨＰ研究所）でも提案しました。

しかし、昨今は全国紙までそろって、財政再建のターゲットを医療福祉予算削減に置く論調です。切り捨てるべき予算はもっとほかにあるだろうにと、ぶつぶつ言っていても仕方ないとあきらめて、自分たちの手作りで、この組織を立ち上げたのです。会員が日本全国に及んでいることでもわかりますが、需要は非常に大きいものと思われます。

第二章以降は、私の心療眼科外来や「目と心の健康相談室」で遭遇した数々の事例の中から、眼球だけの診察ではなかなか見えませんが、脳を中心に据えると見えてくる世界を紹介していきます。画像や数値ではうまく表現できないけれど、患者自身の言語を使った表現をじっくり吟味することで、これまで放置されていたかなり多くの目や心の悩みが理解でき、解決し得ることを示していこうと思います。

第一章　眼と脳に関する基礎知識

この章では、眼科医、神経眼科医、そして心療眼科医として四〇年余り患者を診たり、一般向けの講座を担当してきた中で、よく聞かれる質問・疑問を取り上げました。医学界では当たり前に使われている用語や、常識と思われているものの中に、けっこう誤解されているものがあります。また、大事なことなのに一般の人からあまり関心を払われてこなかった内容もあるかと思います。

疑問を感じるのが至極もっともな基礎的と思える質問でも、実はまだ医学的に十分解明されていない事柄もあります。簡単に答えると不正確になってしまう場合もあります。それでも、第二章以降の実例を理解するための予備知識を入れておいていただきたいので、できるだけわかりやすく回答しました。

そもそも視力とは何か？　視力が良い、悪いとはどういうことか？

「はじめに」でも触れたように、視力とは「網膜の中で最も感度の良い中心部分で測定した最小分離閾（二点を区別し得る能力）である」という、きちんとした定義がありました。つまり、視力は、その人の眼の一番能力の高いところを用いて何かを見たときの「二点の分離が認識できる最高点」でしかないのです。

ただ、一般の人が「視力が良い」「悪い」とか、「あの選手は動体視力が良い」と言う場合は、必ずしもこの定義に沿って言っているのではなく、多くは見え方全般を意識しているのではないでしょうか。ですから「視力が回復した」というとき、測定した結果（数値）だけを見て「見え方全体が良くなった」と錯覚、誤認しているのではないかと思います。**視力の数値の「高い」「低い」が、イコール目の「良さ」「悪さ」ではない**、ということです。

そもそも、眼科でいう視力は、あくまで眼鏡などで矯正した矯正視力のことです。それが、その人の眼球の視覚能力の一つの代表になるからです。ところが、多くの人は裸眼視力が低いと「目が悪い」と言います。この場合、その目が本当に悪いのでしょうか。大半は、単に屈折異常（近視や乱視）があるだけなのです。

自分との距離が一メートル以内にあるものを見ている時間が三分の二以上とされる現代

人の生活では、多少近視があるほうが圧倒的に有利です。近視は近くを見るのに適した眼ということで、先ほどの定義で測定した裸眼視力は〇・二とか〇・五などと低い数値が出ますが、決して悪い目というわけではないのです。

問題は、矯正視力が低くなる場合です。これには、眼球にダメージがある場合と、外から眼球に入った情報を処理する脳の仕事に何らかの不調がある場合とがあります。矯正視力が回復するかどうかは、これらの治療が可能かどうかで決まってきます。脳に関することは以下の章で詳しく述べますが、とにかく「視力の値が低い＝目が悪い」ことだと即断するのは誤りだと繰り返しておきたいと思います。

近視、遠視、乱視、老視とは？　遠くを見ることは目に良い？

近視、遠視、乱視（この三つを屈折異常と総称します）は、それぞれ調節（ピント合わせ機能）を使用しない、いわば眼を安静にした状態で、光が角膜と水晶体で屈折し、眼球のどこに焦点を結ぶかで定義されます。

屈折異常がなければ、つまり正視（せいし）なら、光はちょうど網膜に焦点を結びますから、クリアな像を見ることができます（これを明視と言います）。近視では凹レンズ、遠視では凸レンズ、乱視ではそれに加えて円柱レンズで矯正しないと、網膜にうまく像が結ばないということになります。

一方、老視（老眼）はこの屈折異常の定義とは全く独立した別物で、四〇歳から五〇歳ごろを過ぎれば誰でも経験するようになる、近くにピントを合わせる機能（調節）の低下です。老視では調節力が低下するため、その人の屈折異常を矯正した眼鏡をかけている状態で、近くのものが見えにくくなります。そのため、必要な調節分の凸レンズを付加する必要があるのです。

屈折異常は個々人の眼球が持つ固有の性質と言えますが、年齢によっても変化します。一般に、生まれた直後は遠視です。それが外界からの視覚情報が入力されるにつれて、ものを見るための眼球や脳の神経ネットワークが成熟していきます。

そして次第に、主として両親からの眼球発達を決定づけるいくつかの遺伝子の作用を受けて、また視覚の環境（たとえば、見る対象の距離、時間、明るさ、動きなど）の影響を受けながら発達し、その過程で、眼球が大きくなったり、形や構造の変化が起きるのです。

遠くを見ることは、調節を使わず安静の状態でものを見るということですが、今日の文明化社会では近くのものを見ている時間が長く、とくに青少年にとっては近視化しやすくなる環境があります。ですから、**適宜遠くを見て調節を休ませるというのは良いことだ**と思います。しかし、それだけで近視化を防ぐことは不可能です。眼球の発達は、やはり遺伝子で決定される部分が大きいためです。

矯正視力とは？　眼鏡、コンタクトレンズ、レーシック、眼内レンズの違い

眼鏡による矯正は古くから行なわれています。眼鏡の起源は一三世紀ごろ、コンタクトレンズが普及しはじめたのは太平洋戦争後しばらくしてからです。日本は、コンタクトレンズ実用化の歴史では、世界をリードしてきました。

眼内レンズは、濁った水晶体を取り除き、代わりに挿入される矯正レンズです。手術時にレンズを挿入する試みは一九七〇年代にはじまり、八〇年代には急速に普及していきました。私はそのころに眼科医になりましたが、今日までの白内障手術法の変遷、眼内レンズの進歩にはめざましいものがあります。

白内障手術は安全性、確実性の面でも劇的に改善され、手術によって見え方が良くなることで、たとえば歩行速度が速くなった、何ごとにも前向きになった、あきらめかけていた読書や編み物などの趣味を再開できたというように、生活の質の改善に寄与していますそればかりでなく、認知症の予防になるとの研究結果も出ています。

そうした手術の光の面が強調されるようになると、白内障でも軽症のうちに手術をする気運が出はじめ、手術の腕に自信をつけた街の開業医たちは「日帰り手術」に取り組み、白内障手術は大変身近になりました。年間一〇〇万件以上の手術が日本では行なわれているとされます。

この傾向はさらに進んで、遠近二重焦点レンズを入れる手術、乱視矯正まで考えたオーダーメイドの眼内レンズを挿入する手術も行なわれるようになっています。さらには、ほとんど白内障がないのに、近視や乱視を軽減する目的で、自分の水晶体はさわらずに眼内コンタクトレンズ（ＩＣＬ）を挿入する手術も出てきました。

このように水晶体に濁りがほとんどない健常眼も手術対象にするという方向性は、角膜の屈折率を変える「角膜屈折矯正手術」、いわゆるレーシックともつながります。この手術の最初は、角膜に医師が切開を加える方法をとっていました。一九九〇年代からエキシマレーザーという特殊なレーザーを用い、角膜をコンピューターの計算通りに削って屈折矯正をするレーシック手術がはじまり、日本では二〇〇〇年に厚生省（当時）の認可がおりて全国で行なわれるようになりました。

こうした進歩が多くの人にとって福音となったことは間違いありません。しかしその裏では、手術後、不適応に苦しむ症例も出るなど、影の部分があることも確かです。そのあたりは第六章以降で、詳しく触れていきます。

目が疲れるとはどういう状態か？　その原因は？

「目が疲れる」には二通りあります。誰でも目を使った仕事をすれば疲れます。しかしこういう疲れは、一晩ゆっくり休めばほぼ回復するでしょう。一方、そう簡単には回復しない頑固な疲れを、眼科では「眼精疲労」として扱います。

眼精の「精」は心身の力を意味し、「眼精」という語は、目に宿るあらゆる力、目力（めぢから）を意味する古語です。「精を出して働く」という日本語がありますが、古くは「眼精を出して働く」とも言ったそうです。

「眼精疲労」は病名ではなく、「頭痛」「腹痛」などと同様の症状名、状態名です。それゆえ、眼科医はそこには必ず原因があるはずとの観点で診察をします。

眼痛や眼精疲労をもたらす原因は「眼球や視路（視覚の通り道）の不具合」「視覚利用環境の不適」「心身の状態の悪化」の三要素に分けられます。その総和が各人の持つ許容の限界を超えたとき、眼精疲労の諸症状が出現するのだと私は説明しています。

各要素を簡単に解説しましょう。

1　眼球や視路（とその制御系）の不具合

ものを見るのに必要な機能を損なう疾患が眼球にあれば、当然、眼精疲労は起こりやすくなるでしょう。一方、眼球や視路とその制御系の不具合とは何でしょう。ものは眼球で見ているのではなく、眼から視路を通り脳へ伝達された信号を解析して、見たものに意味づけして「見えて」いるのでした。そのときに働いているのが、視覚の高次脳です。病気や薬物や外傷や加齢などが原因で、そこに不調が生じれば、眼精疲労が起こるわけです。

2　視覚利用環境の不適

眼鏡やコンタクトレンズなどによる矯正が合っていなかったり、左右眼の見え方に差があって、それがうまく修正されていなかった場合がまずあげられます。あるいは、毎日パソコン作業を休息することなく行なうとか、不適切な照明の下で作業するなど、視覚に過剰な負担をかける事態もここに含まれます。

3　心身の状態の悪化

心身が疲労しているときに視覚に負担をかける作業を続ければ、やがて高度の眼精疲労が起こってきます。目標に対して楽しく作業していれば疲労は感じにくい。ゲームをしていて時間を忘れてしまう例などはその典型でしょうが、これには反動があとでやってくるかもしれません。

仮に、眼球や視路に不具合がない場合でも、ほかの要素が巨大になれば、眼はいいのに眼精疲労が生じるでしょう。なお、1と3は加齢の影響も出やすいところです。

眼精疲労は、眼痛・目のかすみ・眩しさ・ぼやけ・充血などの目の症状や、頭痛、疲労感、首や肩の凝り、吐き気、倦怠感などいろいろな形で症状が出ます。原因がわからず、症状が改善しなければ、胃腸障害、食欲低下、不安、睡眠障害、気分障害（うつ状態）なども出現し、女性では月経不順にもなり得ると古い本には書かれています。

ところで、疲労という感覚を科学的に定義するのは難しいのですが、身体の疲労感と同様に脳の中で構成される感覚だと思われます。私の外来でも「目が重くて憂鬱である」「ものを見るのがつらい」「目が苦しい」「目の息が続かない」（これについては第七章で詳述します）などと人によって多彩な表現がみられます。

錯視画像の線の長さが違って見えるのはなぜ?

図4は有名なミュラーリヤー錯視画像で、一八八九年に発表されたものですが、なぜ錯視が生ずるかについてはいまだに議論があるようです。この図で、水平の線の長さは上下とも同じなのに、下のほうが長く見えませんか？　両眼でも片眼でもいいので、そう見え

図4　ミュラーリヤー錯視画像

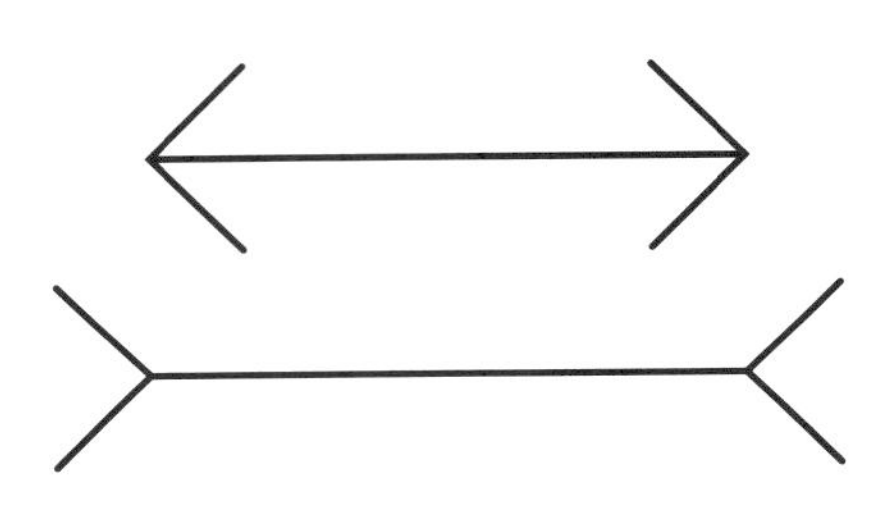

ればあなたの脳は正常です。

上の図は、横線が出っ張って見え、下の図は横線が奥に引っ込んでいるように見えるでしょう。私たちの脳は、平面図形でもできるだけ立体的に見ようとしているらしいのです。近く（自分のほうに出っ張っているから近い）にある線分の長さと、遠くにあると感じられる線分が網膜に投影されたとき、いずれも同じ長さに投影されていれば、脳は遠いほうを実は長いと解釈するというのが、この錯視図の一つの説明です。

このように解釈する脳は正常だと言えるので、この図で錯視が生ずるのは当然です。

錯視画像には多くの種類があり、なぜ錯視になるかの説明もそれぞれ違いますが、いずれも人間の健常な脳が視覚対象を処理する方法に共通性があるため、その処理機構をだます画像が示されると、誰でも錯視が生ずることになります。

万一この画像で錯視が生じない人がいたら、普通の人とは異なる視覚情報処理機構を持っているか、錯視を起こすメカニズムの先述の説明に間違いがあるかのどちらかでしょう。

なぜ両眼は必要か？　子どもに眼帯はだめな理由

本書では両眼視とか両眼視機能という用語が何か所かに出てきます。眼球は予備のために二つあるわけではなく、両眼があってはじめて奥行き感、距離感、立体感を感じ取れるようになっています。

左右の眼で同じ対象物を見ると、少しずつ角度の異なる二つのカメラで対象を撮影したときのように、わずかに違った像が捉えられます。その違いを脳が演算して遠近感を構成します。この両眼視機能は、生後間もなくから、両眼にほぼ均等に視覚情報が入ることで発達しはじめ、二、三歳までにはほぼ成立します。何らかの原因で遅れた場合、一〇歳を超えると、この機能は極めて獲得しにくくなります。

斜視の厳密な定義は、「両眼視機能が欠如もしくは不十分な状態」ですが、斜視になるかならないかは、このように乳幼児期の視機能の発達に負うところが大きいのです。それゆえ、乳幼児期には両眼視を妨げるような条件をつくらずに育てることが必要です。

たとえば、生まれつき眼が寄っているような状態（ほとんどは先天性もしくは乳児内斜視）や、片眼だけの先天白内障や屈折異常の左右差が大きい場合は、すでに両眼視を妨げているので、眼科的対応が必要になります。健康な子どもでも、この時期に片眼に眼帯することは、人工的に両眼視を妨げることになるため、短い時間でも厳に避けなければいけません。

ところで、両眼視機能の発達がうまくいかず斜視になってしまった場合、もはや立体を認識できないのでしょうか。生まれつきの斜視が治らなかった子どもでも、段差にほとんど躓（つまず）くことなく平気で走ったり、階段を昇降しています。それはなぜでしょうか。

錯視画像でもみたように、片眼でも平面に描かれたものを立体的に感じようとする脳の機能が人間には備わっています。さらに、ものの大きさ、重なり、影、焦点距離、移動速度など、人はいくつもの手掛かりで立体を認識することができます。そのため、単眼視の環境で育っても、ある程度は立体感、距離感を把握できることがわかっています。

ただし、両眼視機能による立体感覚は、そうした手掛かりに比べて最も正確で、大きな要素になっていることは確かです。それゆえ、この機能を有していた人が、後天的に眼疾患や脳の疾患で突然片眼が不自由になったとき、その生活における不自由度は計り知れないものがあります。

なぜ眼が二つあるのかについて、両眼視機能の必要性とは別の理由もあるとの研究もなされています。それは、両眼を使うことによるエネルギー消費の経済性です。言いかえれば、単眼では目を長く使えない、見ているとぼやけてきたり気分が悪くなったりして、持久力がないということです。この持久力を測定する良い方法はないのですが、病気やケガで単眼視になると、尋常でない眼精疲労が生じ、生活の質に大きく影響することは、確かに臨床上よく経験します。

スマホ、パソコンは目に悪い？　モニターと紙の活字を見る影響の違いは？

ワープロ、次いでパソコンが日本に一気に普及してきたのは一九九〇年代です。その前夜、一九八九年にはすでに、私の出身大学である北里大学眼科のトップで、上司であった石川哲教授（当時）が『ＶＤＴ医学マニュアル』という医学教科書を出版し、私も分担執筆に加わりました。ＶＤＴとはvisual display terminalsの略で、パソコンなどの画面（ディスプレイ）を意味しますが、キーボードなどを含めたパソコン全体を意味する場合もあります。

その教科書には、ＶＤＴ症候群、テクノストレス依存症などの言葉が躍っていて、目の機能をはじめ、心身への影響を懸念した記述が満載されています。

これを受けて、厚労省はパソコン作業を一時間したら一〇〜一五分休むという指針を出しました。この指針にどれだけの科学的根拠があるのかはわかりませんが、企業にしろ、個人にしろ、これを厳守しているという話は聞いたことがありません。

ところで、テレビの普及はパソコンよりもさらに三〇年ほど前で、そのときも人工的なディスプレイを見ることで、とくに子どもの近視や、その他の健康被害が懸念され、「画面の近くで見るな」とか「暗い部屋でテレビをつけるな」といった注意を親たちはよくしたものです。

テレビとパソコン画面の最大の違いは、距離でしょう。パソコン作業はディスプレイに近づかなければできない運命にあります。ディスプレイから発される光が何らかの影響を与えるとすれば、その物理量は逆二乗の法則（距離の二乗に反比例）に従うので、距離を遠ざける意味は大きいことになります。

さて、パソコンによるＶＤＴ症候群を懸念している間に、パソコン普及率は頭打ちになり、個人レベルでは、携帯電話からスマートフォン（スマホ）の時代になりました。

映像、動画の質や動きは高度化、鮮明化し、立体映像なども出現し、自然環境では経験しない人工的な強度の視覚刺激——紫外線、有害な短波長、電磁波、画面の激しい動きなど、視覚や身体、脳へ影響を与える要素——が、人間の眼に入力されるようになっていきます。

調べると、日本人のスマホ所有率は二〇一七年の段階で六〇・九％です。青少年への普及率は、小学生三〇・三％、中・高校生七九・五％（いずれも総務省発表）となっています。

青少年の「スマホ内斜視」の出現については第四章で詳述しますが、パソコンよりもさらに近い距離で、手軽なためについ長時間の使用になりがちなスマホの普及で、いよいよ有害事象が表に出てきたという感を強くしています。

スマホ内斜視以外にも、激しく動いたり、光を発する動画を見て誘発される「光過敏性てんかん」や、立体映像による自律神経系への影響などの問題が取り沙汰されていました。これらは表面に突如出てきた急性の変化と言えます。しかし、急性の目立つ変化だけではなく、長期間使用による害の蓄積や、晩発性（ばんぱつ）の障害などの健康被害のほうも気にする必要があります。

たとえば、スマホによる脳への負担が学習能力、記憶力、精神発達にマイナスの影響を与えている可能性は、いろいろな脳科学者により指摘されています。しかし、潜在期間が長く、いつどのような形で出てくるかわからない影響についての研究はほとんどありません。研究者も結果がいつ出るかわからないことばかりしていると研究費が出ず、やがて研究者の世界から干されてしまうでしょう。ですから、こういう研究は国をあげてしなければいけないのですが、公的な役割が果たされていないのが現状です。

そして、もう一つ私が危険なにおいを感じているのは、以下についてです。

都合の良いことも悪いことも、好ましいことも好ましくないことも起こる現実とは違って、スマホなどでは、ゲームにしろ、検索にしろ、チャットにしろ、自分の好み、いわば仮想現実の中に浸れることが特徴で、それが急速に普及した理由でもありましょう。そうなると、パターン化した脳の神経回路だけを利用するといった結果を招きかねず、人の思考がロボット化してしまう恐れがあります。

ある一定の枠にはまった脳の活動は、邪魔が入らない心地良い環境ですが、ほかの神経回路をほとんど使わない偏った状態は、人間の精神や情動、果ては性格まで変容させてしまうのではないかという懸念を生じさせます。変容してしまったことに気付いたときは、もはや後戻りはできないでしょう。

電車の中を見ていると、スマホをいじっている人の数は、紙の本を読んでいる人数を圧倒的に凌駕（りょうが）しています。そのことでもわかるように、多くの人がすでに依存症に陥っているようにみえます。

光を介在したディスプレイ使用による安全性が科学的に確認されるまでは、長い歴史で安全性が証明されている「紙媒体の活字を見る」ことのほうに軍配を上げておくのが賢明だろうと、私はみています。

白内障はなぜ眩しいと感じるのか?

白内障は水晶体が濁る病気で、はじめのうちは全体が濁るのでなく、水晶体のあちこちに軽度の濁りが出てきます。外から入った光はその濁りのところで散乱するので「眩しい」という感覚につながるのです。眩しいという訴えで眼科を訪れると、医師はまず白内障ではないかと考えるでしょう。ただし白内障の場合は、いつも眩しいとか、薄暗くても眩しいということはありません。

ところで、眩しいという感覚は実はとても曖昧なものです。弱い光でも強すぎると感じるのが「眩しい」の意味だと言えば、なんとなくわかった気になりますが、そんなに単純なものではなさそうです。私たちは、逆光が眼に入ったときに「眩しい」と言うかもしれませんし、車の前照灯に照らされたときに「眩しい」と言うかもしれません。これは光を避けたいという回避反応でもあります。

しかし、右眼ではきれいに見えるものの、左眼では像が歪んで見えるとき、両眼で見ると不快な見え方になります(混乱視)。そのとき、脳は「眩しい」という言葉を発して、左眼をつぶる動作をするかもしれません。右眼だけで見ればきれいに見え、その「眩しさ」が解消されるからです。

第二章で詳述する「眼瞼けいれん」や「眼球使用困難症候群」では、脳の誤作動のために感覚が過敏になって、しばしば高度の眩しさを感じます。この場合、光源があってもなくても、薄暗い環境で眩しさを感じることがしばしば起こります。これらはある条件下で眩しいと感じる白内障における眩しさとは、明らかに異なります。

緑内障とはどんな病気なのか？

白内障、緑内障の「内障」はソコヒと読んで、江戸時代以前から眼の病気、それも失明につながる病として恐れられました。シロソコヒ（白内障）、アオソコヒ（緑内障）、クロソコヒ（黒内障）という言い方や文字は今も使われています。緑内障は日本人の四〇歳以降の一七人に一人が持つ病気だという調査があり、眼科においてはありふれた病気です。

歴史を紐解いてみましょう。緑内障は眼圧が上がって、失明する病気だという概念は一九世紀末頃にできました。緑内障は「開放隅角緑内障」と「閉塞隅角緑内障」とに大別されます。前者はゆっくり進む型、後者はしばしば急性緑内障発作（眼痛、充血、瞳孔の散大）を起こし失明に進み得る型と解釈されます。一般には緑内障イコール失明という図式ができ上がっているようですが、これは誤りです。実際には閉塞隅角緑内障は、開放隅角緑内障の一〇分の一の頻度であり、しかもその一部しか急性緑内障にはなりません。

緑内障と言われても過度に慌てる必要はないのです。

緑内障という言葉に植え付けられた失明、こわい、というイメージを逆手にとって、開放隅角緑内障であっても患者を慌てさせ、何回も通院を強いている悪徳眼科医がいるという話を聞いたことがあります。

さて、ゆっくり進む型の開放隅角緑内障のうち、日本では「正常眼圧緑内障」が多いことがわかりました。緑内障ははじめのうちは自覚症状がなく、進んでから発見されることがよくあります。従来は、眼圧、眼底、視野検査が緑内障診断に重要で、人間ドックなどでは眼圧さえ測定しておけば役割が果たせると考えられていました。しかし、眼圧が正常な正常眼圧緑内障が多いとなると、それでは病気を発見できなくなります。人間ドックで全員に視野検査を行なうのは煩雑で時間がかかり現実的ではないので、眼底検査による視神経乳頭の形状で判定することが重要になっています。

人間ドックの結果に「乳頭陥凹の拡大」と書かれて、眼科を訪れるように言われたことがある人もいると思いますが、これは眼底検査で緑内障の可能性を指摘したものです。ただ、この所見は緑内障の専門家でも意見が割れるほど、しばしば判断が難しいものです。「乳頭陥凹の拡大」とされた方の三〜四割は緑内障ではない（先天性の乳頭の変形、近視による変化、眼底写真の読み違いなどによる）とされています。緑内障にそっくりの所見ではあっても、ほかの視神経疾患であったり、実は脳腫瘍や脳内血管の視神経圧迫が原因であったりすることも、ときに見られます。

緑内障のほとんどは、視神経線維の一部を徐々に脱落させていく病（それゆえ緑内障性視神経症という名称もある）で、ゆっくりしか進行しません。治療のための点眼薬の選択肢も増え、点眼薬で不十分なら手術という手段もあります。繰り返しになりますが、早期発見しさえすれば過度に慌てる必要はないでしょう。

「疑いあり」も緑内障に含めてしまう過剰診断も散見するので、セカンドオピニオン（診断医とは別の医師の意見を求める）を用いるのもいいでしょう。

飛蚊症（ひぶんしょう）とは何か？　星のような光るものが見えるのはなぜか？

「飛蚊症」は、文字通り片眼の視野の中で蚊のような黒っぽいものが飛んでいるように見える自覚症状を言います。ほとんどは「硝子体（しょうしたい）」の中に小さな点状、曲線状、あるいは淡い雲状やクモの巣状の濁りが存在し、眼球を動かすとそれも動くので、蚊でも飛んできたのかと錯覚してしまうことから、この名称がついたのです。

硝子体は、水晶体の後部から網膜の間の空間を埋める透明なゼリー状の組織で、網膜に薄く糊付（のりづ）けされています。その糊付けは、たとえば近視などで眼球が拡大してきたり、加齢によって接着力が減ってくると剝がれ（硝子体剝離）、剝がれた辺縁が濃縮して小さな混濁が生じます。後部硝子体剝離では、円形の視神経乳頭に沿って剝がれるので、円形や円の一部の形で濁りが生じ、それが光の加減で網膜に像を結んで飛蚊症になります。

ほとんどの場合、生理的な硝子体剝離が原因なので、眼科的な対処はいりません。ただ、まれに網膜に穴が開いたり、硝子体の剝がれと一緒に網膜剝離が生じてしまうことがあり、その場合には治療が必要です。そのほか、眼底に出血したり、炎症が起こっても飛蚊症

（新鮮な出血があれば、赤い飛蚊症）になることがあります。

飛蚊症の親戚と言える症状に「光視症（こうししょう）」があります。第三章であらためて詳しく述べますが、これには、眼内で発生する「眼性光視症」と、脳内で発現する「中枢性光視症」があります。前者は飛蚊症と同様にどちらの眼で生じたのか自覚できますが、後者はそれがわかりません（左右眼どちらでも同じように見えるからです）。

よくある目の症状は何ですか？

目は人間の身体の中でも、最も精緻で感度の良い感覚器と言えますし、常時使用しているものですから、そこに多少でも不調が生ずると大きな影響が出ます。

その不調の表現も、多種多様です。たとえば、頭部の症状は「頭が痛い」「頭が重い」くらいで、それに「ズキズキ」とか「締め付けられるように」とか修飾する言葉が入るくらいです。

それに対し眼科の診察室では、「見にくい」「ぼやける」「ダブる」「眩しい」「痛い」「赤くなった」「涙が出る」「乾く」「瞼（まぶた）が下がる」などの具体的な表現以外に、「しょぼしょぼする」「ごろごろする」「ちかちかする」「ざらざらする」「ねとねとする」「かさかさする」「(瞼が)ピクピクする」などといった擬態語が氾濫します。これに「あらあらする」(ごろごろするに近い遠州方言)「つぃさつぃさする」(ちらちらするに近い東北方言)など各地の方言が加わってくると混迷状態になります。

Aさんは異物感か傷があるような意味で「ちかちかする」と言っているのに、次のBさんが言う「ちかちかする」というのは「ちかちか見える」という意味だったりして、医師のほうも目を白黒させます。

ここで、私の外来で多い訴えの上位五つをあげてみましょう。同じような表現でも個人の自覚する内容はかなり異なり、日常生活に影響する深刻なものも含まれています。

1　かすむ、ぼやける
2　眩しい(外や明るいところが極端に苦手、LEDなどの光を避けたい、目の中が光るなど)
3　しょぼしょぼする、ごろごろする(異物感、乾燥感、不快感など)
4　眼痛(一過性の痛みは強くても病的意義はなし。継続痛、慢性疼痛が問題になる)

5　目を開けにくい（開瞼（かいけん）困難、眼瞼下垂）

本書ではこれから、こうしたいわば目と視覚の不定愁訴と言うべきものに、眼と脳のいろいろな不調が隠されていることを解説していきます。

さまざまな症状を追っていくと、みなさんの知らない意外な答えに行きつくこともあるでしょう。

第二章　眩(まぶ)しくて瞼(まぶた)が開けられない！

頭を後ろに反らさないと見えない

胸を張って頭を少し後ろに反らして、威張った格好で歩いている人をたまに見かけます。首や腰が悪い人がとる姿勢の反らし具合では済まないほどに、顔を反らし、顎を上げての生活を強いられている事例があるのです。

上の瞼を開けるのに使用する主な筋肉は「上眼瞼挙筋」で、「動眼神経」が支配しています。立っている状態で重力に抵抗して目を開けるのには案外筋力が必要で、この筋力は約六〇グラム、つまり六〇グラムの重りを持ち上げる力を持つという研究があります。

この上眼瞼挙筋の力は、五〇歳を超えたあたりからだんだんと衰え、七五歳ごろには、若いときに比べて半減するようです。筋力が衰えると、瞼が重い感じがするとか、見開き続けるのに疲労を感じ、薄目にしたくなります。薄目でものを見ようとすると、どうしても顎が上がります。

瞼が下がる「眼瞼下垂」は、加齢以外にもさまざまな原因で起こります。たとえば比較的急に片側の下垂が生じた場合、脳動脈瘤が動眼神経を圧迫して起こる事例が、最も緊急度の高いものです。ほかにも先天眼瞼下垂、重症筋無力症、何らかの原因による動眼神経麻痺（まひ）など、神経眼科領域の病気により瞼が下がることが少なくありません。

若いときから両眼の開きが不十分で、**年齢とともに進行してくる「外眼筋（がいがんきん）ミオパチー」という病があります。この病気の人は、目を開けようとしても十分開けられず、下方は見えても水平より上は見にくい状態にあります。**瞼の筋肉だけでなく眼を動かす筋肉も衰えているので、眼球を上に向ける力も使えません。そのため、余計に目を大きく開けることができなくなるのです。

そうしたハンディを補正するために、患者は頭を極端に後ろに反らす姿勢で生活せざるを得ません。この姿勢なら、水平より上方も見えるからですが、常にそのような姿勢を取り続けることで、目が疲れるだけでなく、首や肩も凝り、頭痛も重なり、身体が疲労します。しかもこの病気の場合は、瞼の手術をしても、そもそも筋肉自体が薄いため、十分な効果は期待できません。

瞳が上に向けられず、瞼が開けられない

顎を上げる姿勢になりやすい、別のケースをみてみましょう。

視力は正常、瞼の筋力も落ちていないのに、頭を後ろに反らしてものを見なければならない三〇代の女性です。彼女は、上の子どもは一四歳、一番下はまだ一歳の四人の子育てをしながら、この深刻な悩みを抱えていました。**動くものを見ていると気分が悪くなり、頭痛がしてくる。**文字の読み書きは短時間はできるが、長くはとても耐えられない、子どもの弁当作りや保育園への送迎も厳しい、ということです。症状がひどいときは、御主人が会社を休んだり、出勤時間を遅らせて手伝ってくれるものの、近ごろは頻繁になり「何とかならないでしょうか」と悲愴（ひそう）な表情を浮かべ私の外来に来られました。

両眼の位置は正常ですが、両眼ともほとんど上に向きません。「上方注視麻痺」という症状で、これが車の運転のとき、信号や標識を見るために頭を極端に後ろに反らさなければならない原因でした。日常視ではこのように上方の視野が狭くなっているのですが、眼科で測る視野検査は片眼ずつ、視野を中心に固視（こし）（見ようとする対象の像を網膜の中心で捉え

ること）して行なうので正常に出てしまい、「視野異常」としては検出されないのです。

人は瞼を上げるとき、眼球を上に動かすと開けやすいのですが、彼女はそれができないので、瞼をより大きく開けられず、見る場所に従って頭の位置を大きく動かさなければならないというわけです。このように眼球の動きと、瞼の動きには強い関連があります。たとえば、下を見た状態（眼球が下転した状態）で瞼だけを上にあげ、目を大きく見開くことが難しいのは、読者の方も自分でやってみれば実感できるでしょう。

その女性の子どもが通園する保育園は家から遠く、車を運転して送迎せざるを得ないそうです。こういう目の事情から前方不注意になりやすく、車間距離もつかみにくいため、スピードをかなり落として運転しているとのことでした。

彼女にはもう一つ問題がありました。近いところを見るために両眼を寄せる輻湊（ふくそう）ができないのです（輻湊麻痺）。ですから、読み書きが大変困難になっています。こうした症状は、四年前に見つかった脳の「松果体囊胞（しょうかたいのうほう）」が原因でした。良性腫瘍ですが、これが中脳を圧迫し、上方注視麻痺、輻湊麻痺を起こしているのです。

松果体は脳全体の奥深く、中心に近い部位、つまり手術が極めて難しいところにあります。手術をすれば、どうしても周辺の重要な組織に分け入らなければならず、そのことで予期せぬ合併症が出て死亡することさえあり得ます。嚢胞を取れば治るという簡単な図式ではないのです。嚢胞は柔らかく、進行はあってもゆっくりで、生命に危険が及びにくいため、リスクの大きい手術はしないという選択がなされるのが普通です。

しかし、眼がうまく使えないという彼女の生活上の不都合は尋常ではありません。手術はリスクが高すぎる、ならば視覚障害者として救済の手を差し伸べてほしいところですが、日本の身体障害者福祉法では、眼科で測る視力と視野の数値が正常範囲内ならば、障害者認定はしてくれません。この法律は一九四九年（昭和二四年）に制定され、想定しているのは眼球の病気のことばかり。神経眼科的な不調は、当時ほとんど認識されていなかったのでしょう。

法律の運用は時代とともに何度か改正されてはいますが、本書に出てくるような神経眼科的な障害については、真剣に検討されたことがありません。運用の改訂は「法律を変えずに」行なうというのがいつも第一条件になっていましたから、こういう不都合が認められる余地はなかったのです。

このように、日本の医療におけるセーフティーネットのかけ方は、学問や技術の進歩、つまり時代に追い付いておらず、患者の実態に寄り添っているとはお世辞にも言えません。

どうして私の目はこんなに眩しいの？　意外と多い「眼瞼けいれん」

「眩しくて瞼が開けられない」「痛くて瞼が開けられない」といった自覚症状で来院することの多い病気に「眼瞼けいれん」があります。

今、私の神経・心療眼科外来のおよそ四〇％が眼瞼けいれんの患者で占められていると言うと、「えっ、そんなに多い病気なの？」と言われます。

日本でのきちんとした疫学的調査はありませんが、厚労省が三年に一回行なう患者調査では、調査年ごとに二〇〇〇人から一万二〇〇〇人とばらついた、しかも意外に少ない数字が報告されています。意外だというのは、私どもの病院では一九九九年からこれまで、のべ一万二〇〇〇人以上が受診しています。一つの施設でこの数字ですから、全国的には少なくともその数十倍から一〇〇倍の実数が存在（潜在）するのではないかと思われるからです。

疫学的調査がない理由は、この病気がまだまだ知られていないこと、この病気について相当造詣の深い医師でないと診断できないことがあげられます。

それゆえ、来院する患者の約六割は、インターネット、テレビやラジオの健康番組、新聞・雑誌などでこの病気を知り、自分の症状が酷似していると感じ受診します。あとの四割の半分は、医師が患者から相談を受け、この病気の可能性があると考えて、セカンドオピニオンを私に求めてくる場合です。残りの二割は、病名はわからないが、これまでに眼科で受けた「ドライアイ」などの診断や治療に納得できずに来院される人たちです。

どこにでもある病気で、しかも「どうしてこんなに眩しいの？」「どうしてこんなに目が不快なの？」と、不調の度合いは大きいのに理由が不明、的確な診断がつかないまま、何年も経過してしまうことがよくあります。

なぜ診断をつけられる医師が少ないのでしょう。

二〇年以上前の眼科の教科書には、この疾患の項目はないか、あっても三、四行、中には病名のよく似た「片側顔面けいれん」（後述）と混同した誤った記載もありました。これでは「眼瞼けいれん」が医師の頭に残るわけがありません。また、眼科医はどうしても眼球自体に原因を求めようとする傾向が強いので、神経眼科の領域に含まれるこの病気にたどりつけないのでしょう。

しかも、非常に珍しい病気だと思っているので、眼科医は患者が自分の前に現れるはずはないと考えてしまいがちです。しかし先に述べたように、実際には日本では数十万から場合によっては一〇〇万人ほど潜在している可能性がある病気です。

私は、ドライアイとされている患者の一〇分の一程度は眼瞼けいれんだと考えています。ドライアイは、日本眼科学会のホームページによれば八〇〇万から二二〇〇万人存在するという、ありふれたものです。一般の眼科医は、おそらく毎日数人のドライアイ患者に対面していると思われるので、少なくとも一週間に何人かは眼瞼けいれん患者がいてもおかしくない計算なのです。つまり、眼科医にとって「眼瞼けいれん」は、決して自分の前に現れるはずのない病気ではなく、むしろ、しょっちゅう会っているのに気付いていない病気だというべきでしょう。

二〇一二年の一年間に、私どもの施設で初診を受けた一一一六名の眼瞼けいれん患者を観察した研究によると、約七七％は診断にたどりつくのに一年以上かかっており、五年以上という人も三分の一以上に及んでいます。その間、患者は医師を転々としているのが実情です。診断前につけられていた病名は、ドライアイのほか、加齢性眼瞼下垂、原因不明の眼精疲労、重症筋無力症、うつ病またはうつ状態などでした。

では、そんなに診断が難しい眼瞼けいれんとは、どんな病気でしょうか。

ドライアイという誤診断で片付けられる人が半数以上

眼瞼けいれんは文字通り、**瞼がピクピクと不随意にけいれんして、眼を開け続けることがなかなか難しい**というのが、二〇世紀のはじめに、フランス人医師アンリ・メイジュがこの病気を発見したときの特徴でした。自分の意思によらない、無目的な「ジストニア」と呼ばれる異常運動が、眼瞼やその周辺に生ずるというのが従来からの理解です。その異常運動が、目の周囲だけでなく、表情筋、口の周囲、口の中や頸部(けいぶ)にも見られる重症型もあります。

このように瞼や顔に異常運動が目立つケースなら診断は比較的簡単ですが、実際に数は多くはありません。瞼に不随意なけいれん(病名としての「眼瞼けいれん」ではありません)

が起こる疾患でむしろ多く見られるのは、片方の眼瞼や頬、口角が勝手にピクピクし、瞼が細まったままになる「片側顔面けいれん」や、過労、睡眠不足が続くと、上または下瞼の皮膚に、虫が這うような感じでぴくつく「眼瞼ミオキミア」(大半が片側のみ)です。

病気としての眼瞼けいれんでは、瞼の不随意運動は必ずしも目立ちません。一見、何ごともないような表情で入室してくる人のほうが圧倒的に多く、**眩しい、痛い、しょぼしょぼする、乾く感じなどの感覚異常を訴え、しかも「目を開けているのがつらい」「目をつぶっているほうが楽」「目だけが眠くなっているみたいに閉じてしまう」**というように、眼瞼運動が自在にできないことを訴えます。

一見重い症状に見えないのに、訴えは非常に頑強なので、病気を熟知していない医師には大げさな感じに見えてしまいます。私も、この病気のことをよく知らなかった三〇年前には、患者が「目をつぶっていたほうが楽なのですが……」と訴えても、「私も目をつぶっていたほうが楽ですよ」と、実にいい加減に対応していました。

それから一〇年くらい経ったある日、「眩しくて、すぐに目が閉じてしまう」と訴える人が来院しました。眼球に異常はなく、眼瞼けいれんに合致する訴えですが、表情は全く普通で、少しも眩しそうではありません。

「そんな風には見えませんがねえ」

私が疑問を差し挟むと、「今はたぶん緊張しているから何ともありませんが、昼間は外出もままなりません」と言うのです。濃いサングラスを常用していました。

その日は外来がすいていたので、その患者と外へ出てみました。それでも、

「おかしいな、いつもはこんな風ではないのですが……」

確かに曇った日でしたが、やはり何ともありません。仕方なく、患者にしばらく待合室で休んでもらうことにして診察室へと戻りかけました。と、その瞬間、その人の目に異変が生じました。**両瞼をしっかり閉じて、開けようにも開かなくなってしまった**のです。

「なるほど、これか」

私はようやく気付きました。異常運動は常時出ているとは限らない。初対面の私と一緒にいるような緊張した条件下では症状が出にくい、ということなのです。こういう例が多く見られるため、何も異常がないとか、単なる眼精疲労やドライアイなどと判断されてしまっていたのでしょう。

私たちのデータでは、このような患者が過去にドライアイと診断されていたケースは三分の二に及びますし、ほかの研究者も半数以上と報告しています。ですから、眼瞼けいれんは眼科では単なるドライアイという診断を受けやすいと思われます。

しかし、自覚症状の強さの割に、見たところドライアイとしての重症度は低いし、治療に反応しない（ときには治療で悪化したと感じる）ことで、担当医が「あるいは眼瞼けいれんではないか」と疑って、私やほかの専門家のところへ意見を求めてくるケースが増えています。

ドライアイにはない「眼瞼けいれん」七つの特徴

日ごろ外来で診ていて、眼瞼けいれんではよく見られるのに、ドライアイでは滅多に見られない七つの特徴を列挙してみましょう。

1　目を細めて眩しそうな表情をする

2　薄目で下向きの姿勢が楽だと気付いている

3　素早い連続的なまばたきができない

4　薄暗いところでも眩しさを自覚する

5　両眼を開けているより、片眼をつぶると楽

6　ものや人にぶつかりやすい

7　突然金縛りになったように目が開かなくなる

ドライアイや原因不明の眼精疲労、あるいは加齢性眼瞼下垂と診断されている人の中で、この七項のうち一つでもあてはまれば、眼瞼けいれんである可能性が高くなります。しかるべき専門家に相談すべきでしょう。もし複数あてはまれば、眼瞼けいれんである可能性は極めて高いと思われます。

眼瞼けいれんは、大脳の基底核という場所を含む神経回路の不調、言いかえると脳の誤作動が原因です。運動障害（目を開けにくい、まばたきが多い、まばたきがうまくできないなど）、感覚過敏（眩しい、目が痛い、目やその周囲の異物感、不快感、乾燥感など）が混在し、不安、不眠、焦燥、抑うつといった精神症状も大なり小なり出現します。

眼瞼けいれんは、文字面だけみると、瞼がピクピクするだけの簡単な病気のように思うかもしれませんが、ここまで読んだ方は、そんなに容易な病気ではなさそうだということに気付かれるでしょう。

症状は目や瞼のあたりに出ていますが、実は運動障害、感覚過敏、精神症状の三要素が、症例によってさまざまな大きさで絡み合っている神経疾患です。そして、発症の頻度からみても、誰にでも起こるかもしれない、すぐそばにある病気なのです。

こんな症状が一日中続けば、とても日常生活は快適に送れません。目を開けて見続けることができなければ、事実上仕事ができないのと同じなので、社会的に及ぼす問題も大きな病です。

しかも、一見、視覚障害者には見えませんし、がまんすれば、視力検査や眼科の諸検査ができて、結果も異常がない例も多いので、このつらさは他人にはなかなか理解されません。それどころか、やる気がないだけ、さぼっているだけと誤解されがちなのです。

五〇歳以降の女性に多い病気ですが、脳の誤作動がなぜ起こるかは、まだ十分わかっていません。親子や姉妹で生じている例もあるので、起こりやすい体質があるのかもしれません。勤務先や家族などの人間関係の問題、精神的ストレスや化学物質の影響も、可能性が考えられます。

眼や、ほかの部位の手術後に出現してくるケースもあり、眼科で最も多い白内障手術を契機に発症するケースでは、手術がうまくいかなかったのではないかと、患者が医師不信に陥り、トラブルになることも時々あります。最も困るのは薬物が原因で起こる場合です。実はこの病気の三分の一は、睡眠導入薬、精神安定剤、抗精神病薬の連用が原因、誘因になっているのです。このことは章を改めて詳述します（第六章）。

治療は、原因が脳の誤作動にあるため、直接治療し完全に回復することは困難です。そこで眼瞼けいれんでは、開瞼するのに過剰なエネルギーを使うことが各種の症状を悪化させていることから、自力開瞼を助けるいくつかの対症療法（症状を軽減する治療）を行ないます。

世界中で最も多く採用されているのが、ボツリヌス治療です。ボツリヌス菌がつくり出す物質には麻酔効果があるので、これを製剤化し「眼輪筋（がんりんきん）」（目をつぶるときに働く筋肉）などに少量注射します。やや目がつぶりにくくなりますが、そのぶん自力開瞼しやすくなり、二、三か月間効果があります。二〇世紀末ごろから臨床応用されるようになりました。

そのほか、開瞼を助ける器具、この疾患にとって害がある波長をブロックする遮光レンズの使用、美容テープの応用など、いろいろ工夫されています。眼瞼の手術は一時的に効果はあっても多くは永続しないので、私はあまり勧めていません。特効的な内服薬もなく、長期的には逆に病気を悪化させてしまう薬もあるため、服薬には注意が必要です。

「光過敏」「羞明（しゅうめい）」は眼瞼けいれんの中核をなす症状

眼瞼けいれんの重症例では、眼瞼や顔全体に「不随意運動（ジストニア）」が常時見られます。そのような例を、この疾患を発見したメイジュ氏の名前を冠して「メイジュ症候群」と呼ぶ人もいます。

また、開けたくても脳から「開瞼せよ」という運動命令が届かない場合は「開瞼失行（しっこう）」と言います。これらは、神経学ではいずれも運動系の障害として位置づけられており、局所ジストニアに分類されます。「局所」とつくために、全身ジストニアの部分版だから軽いという印象を持たれやすいのも事実です。

しかも、それほど重症でない人ではけろりとした普通の表情で診察室に来て、眩しい、しょぼしょぼする、乾く感じがする、痛い、沁みるといった感覚過敏を訴えるだけで、不随意運動が確認できないケースが多いために、多くの医師がジストニアに関連する疾患だと気付きません。開瞼努力をすると瞼のまわりの筋肉が無駄に動くとか、自在に開瞼できないとか、余分なまばたきが頻発するなどのジストニアの特徴を欠いているからです。そして、異常運動は常時出ているとは限らない（78ページ）ことも診断を難しくしています。しかし、だから軽症だというわけではありません。当事者は、健常者と同じように行動したり、労働したり、日常の暮らしを送ることに大変な不都合を感じているのです。

私たちの研究では、ジストニアが前面に出るタイプ（運動異常優位型）と、ジストニアをほとんど欠き、眩しいなどの感覚症状のみが目立つタイプ（感覚過敏優位型）があり、後者もかなり多いことがわかりました。ただし、専門家の中にも後者は「眼瞼けいれん」ではない別の病気と考える人もいます。しかし私は両者は同じ病気だが表現型が違うものだ、すなわちこの病気を瞼の運動障害とだけ考えるのでなく、運動と感覚の結合バランスが崩れたものと考えるべきだと主張しました。

つまり、目を開けて、あるいは開け続けて（眼瞼の運動）ものを見る、あるいは見続ける（視覚＝感覚の働き）という脳の中での一連の円滑なシステムに異常をきたした状態だと考えたのです。運動異常が主か、感覚異常が主かは症例によるかもしれませんが、要はそのつながりがうまくいかなくなったのだろう、という主張です。

同様の考えをもつ海外の機能画像研究（単に脳の画像を見るのでなく、機能との関連を探る研究）の専門家もいて、とくに中枢神経系で生じる「光過敏」「羞明」（眩しさで目を開けていられない状態）はこの病気の中核をなす症状だとして、改めて注目しているグループもあります。このように、眼瞼けいれんをジストニアという狭い視野からみる必要は必ずしもないのかもしれません。

このままでは医師はＡＩに負ける

さて、このような高度の光過敏がある人は、とても尋常な日常生活を送れません。感覚過敏が前面に出ている人のケースを紹介しましょう。

この方は五〇代の女性で、高校の元国語教師です。うつ病の治療をしているうちに、奇妙な症状に悩まされます。

「ものを見ていると頭がムニョムニョして、目が吐きそうになる」と外来で訴えました。このような、過去に聞いたこともない、にわかに理解できない訴えに遭遇すると、たいていの医師は、おかしな人が来た、面倒な人が来たと引いてしまいます。そして訴えの内容を吟味したり、探求したりすることなく、ひと通り眼球の診察をして異常なしと結論します。

それまで一〇軒以上病院を回ったというこの人は、なぜこのような症状が出るのかと何度か医師に食い下がって尋ねてみましたが、「そもそもそんなこと、あり得ないんだ」「心が弱いのだ」「うちでは診られないから、よそへ行ってくれ」などと冷たくあしらわれたそうです。

ところで、医師の本務である診断・治療は、やがて人工知能（ＡＩ）に凌駕されるだろうということが、どの領域の臨床医学学会でも今、大きな話題になっています。将棋や囲碁では人間はＡＩにかなわなくなっていますが、蓄積情報量、情報検索能力、計算速度、画像解析速度など、診断決定に必要な要素のどれにしても、ＡＩがやがて人間の上を行くのは目に見えています。

とはいえ、ＡＩには治療まではできないだろうと思う人がいるかもしれません。しかし、診断さえできれば、数ある選択肢から最適な治療法、治療薬を見つけるのは、むしろＡＩにとってはお手のものでしょう。

さすがに手術はＡＩにできないだろうと思うかもしれません。大きくは外科医に分類される眼科医としては、ＡＩに手術が不可能ならば生きる道が残りますが、ロボットアームを用いた外科手術はすでにはじまっています。また、角膜を削る必要のある眼科手術では、専用機械のほうが人間よりはるかに正確に、美しい手術をしてくれます。もう、ＡＩに凌駕されるのは時間の問題なのです。

しかし、ここで考えてみましょう。ＡＩが利用できるデータは数値化されたもの、画像のように定量解析ができるものに限られます。たとえばこの女性のように「頭がムニョムニョする」とＡＩに向かって言っても、ＡＩからは何の回答も出てこないでしょう。

仮に「それはお気の毒ですね」とロボットのＡＩが答えたところで、当事者はうれしくも何ともありません。その言葉の微妙な意味を理解したとは思えないからです。

「ＡＩは確かにすごい、だけどＡＩ（愛）がない」のです。

私たち人類は、言語という至上の表現手段、コミュニケーション手段を獲得した生物です。せっかく持っている人間独自の最高手段をないがしろにして、ＡＩでも定量解析できる「数値」だけに頼るのは、愚かな所業なのです。

そこで、くだんの元国語教師に、ムニョムニョとか、眼が吐きそうというだけでは、とても私には伝わらない。あなたの日常生活でいったいどのように不都合なのか、もっと万人にわかる文章にして、説明してほしいとお願いしたところ、ひと月ほどしてふたたび私のもとに現れました。

「先生、読み上げソフトなどを駆使して、少しずつ書き、ようやくでき上がりました」

と持参されたのは、原稿用紙一九枚の、まるで短編小説でした。

眼球の機能をうまく利用できない――眼球使用困難症候群

それは、眼球の使いづらさで悶々（もんもん）としている自分の状態から、少しでも脱出しようと入室した話し方教室の場面からはじまります。

「Sさん、このくらいの大きさの文字なら大丈夫かしら」
今、講師が新聞記事の切抜きのコピーを配っている。他の人たちは記事をそのままコピーした原寸大のものが渡されるが、講師は私のぶんだけわざわざ拡大コピーしたものを作ってきてくれている。（中略）
「目が悪い」といえば当然、「視力はどのくらい」という質問を受けるので、その時には「視力は1・2あります。ただ眼球を動かすと吐き気がするので、文字を読んだり書いたりして眼を動かすことが辛(つら)いのです」と説明する。
しかし、この説明を聞いて、私の眼の状態を理解する人はおそらく皆無であろう。

そのあと、拡大コピーについての記述も出てきます。

たしかにこれは有難かった。4ミリメートル四方の大きさの文字が8ミリメートル四方に拡大される。小さな文字を追うのに比べて大きな文字は自分にとってある種「ひとつの静止画」を見るかのように感じられる。静止画を一瞥(いちべつ)することで、眼球が動く辛さを多少やわらげている気がするのだ。

例えば、「今朝目覚めると」という一節がある時、「今朝」という画像と、「目覚める」という画像として捉えるのである。この時、頭の中には「今・朝・目・覚・め・る・と」という文字列や音はない。その代わりに「今朝」というイメージと「目覚める」という動作を思い浮かべることで、字を追う、文を読むという作業を倹約している。眼で追った文字を頭の中で言葉に変換する作業を放棄した状態とでもいおうか。文字を追うことで眼球を動かすのが嫌だ、と思っているうちに脳が編み出した苦肉の策と言えるかもしれない。

ここまで読んで、私もこの女性の感覚がいくらか理解できたような気がしました。確かにこれは健常者にはない特異な感覚であり、自ら編み出した視覚情報処理の仕方です。がまんして目を開け、そういう苦肉の策を利用しながらも、外見的には普通にものを見、読んでいる彼女の姿を、いつもいつも見ているとどうなるでしょう。苦も無く作業をしているように見え、まさかそんな苦行を強いられていることに、思いをいたすことはないでしょう。

確かに見えます、読めます、だけど吐き気や気分の不調をがまんしながら、最大限の力でやっていることを毎度訴え続けることはできません。すると人々は誤認して、きちんと見えているじゃないですか、やる気さえ出せばできるでしょう、などという言葉をかけるのです。

この眼球使用困難の状態は、視力検査などの数字では捉えることができない、言いかえればＡＩにはまさに診断しえないものです。こういうことを理解し診断できるのは、言語表現を持つ人間だけです。言語でしか表現できないこうした病気や障害に対して配意せず、救済しようとしない社会は、潜在的能力のある彼女のような人材が社会復帰する機会を奪っているとは言えないでしょうか。

そこで、私は、本来有している眼球の機能をうまく利用できない彼女のようなケースを「眼球使用困難症候群」と称することを提唱しました。この病名なら、難治で高度の羞明や眼痛のために、たとえ眼球が健常だとしても、視覚をうまく使用できない症例を含めることができます。

広く知られた病名でないと、病気と認識してもらえない

視力は出ても像が歪んで見える病気や、ものが複数に見えたり、ピントがどこにも合わず見続けることができない症例など、数字には現れない見え方の異常、見続ける持久力がない例もまた、「眼球使用困難症候群」に相当するかもしれません。

それぞれの発症メカニズムは異なりますし、解明できていないものが多いのは、医学が万能ではないせいです。にもかかわらず、病名なり障害名がつかないと、病者、弱者として社会に認識されません。そして認識されなければセーフティーネットに引っかからないのです。

メカニズムが明らかになっていない病気は星の数ほどありますが、それなりの病名がついています。眼科の二大疾患とも言われる白内障や緑内障でさえ、メカニズムが十分解明された病とは言えないのですが、社会的に認知された病名がついているため、生活の現場でもこの病名を伝えれば理解はされやすいでしょう。

ところが「手術できない松果体嚢胞による上方注視麻痺と輻湊不全でしばしば激しい頭

痛」とか「目を使っていると吐き気をもよおし、見ていられなくなる高度の感覚過敏」などと病名にならないような長い説明をしても、社会的認知度は深まりません。深まらないと、救済の対象にならないのです。

こうして、患者はいったい何に困っているのかを考えた結果、私が付けた病名が「眼球使用困難症候群」です。新しい病名はたいてい、医学者向けの用語で、さもそれらしく付けられます。発見者などの名前を冠することもあります。しかしそれでは、一般人や門外漢はどういう不都合があるのかわかりにくいでしょう。

病気を一つの定義やくくりに分類するやり方を否定するわけではありませんが、いろいろな病態、症状はあるけれどもメカニズムが不明。しかし、当事者から見て共通の不都合があり、しかもその不都合が外見からは察知しにくい場合、当事者側、つまり患者目線の病名をつけてもいいのではないかと、私は思ったのです。

視力や視野の結果からは理解されない、言語でしか表現できない眼球使用困難症候群のような不都合が、広く視覚障害と認識されるようになってほしいものです。

第三章　視覚ノイズで見えない！

脳に入力してくる感覚情報の八割から九割は目からである、というフレーズは二〇世紀の後半から盛んに用いられてきました。聴覚、嗅覚、触覚、味覚などいろいろな感覚がある中で、人間生活における視覚情報の優位性は動かないでしょう。もし、人が視覚か聴覚かどちらかだけを選ばなくてはならない運命の状況に置かれたら、「視覚」を選ぶ人が多いのだそうです。

眼に不快感があって、視覚を快適に利用できない事態を想像することは、健常者にとってやさしいことではないでしょう。しかし、当事者は「視覚使用困難」「眼球使用困難」の状態が、いかに自分たちの生活の不都合に結びついているかを日々実感していますし、それをまわりの人にもっと知ってもらいたいとも思っています。

そもそも、その不都合や不快がどうして生じているのかが説明されずに、不安を持って毎日を過ごすのは、一層つらいことだと思われます。

一方で眼科医は、眼球自体の病気についての診断・治療に関しては十分な教育を受けます。眼球自体の病気は、確かに視覚障害や失明に直結するものがありますから、重視されて当然です。ところが、やはり同じ眼科の範疇（はんちゅう）であるはずの「視覚に出現する諸症状」については不得意な医師が多いようにみえます。

本章では、医師にも一般にもまだ十分理解されていない「視覚使用困難」「眼球使用困難」のうち、とくに視界を邪魔するノイズ（雑音）のために見えなくなるさまざまな例を取り上げます。病気や症状の歴史は古く、症例もそれほど珍しくないのに、現代の大半の眼科医が認識していない諸症状があるのです。

この章で取り上げる視覚の問題は、失明に直結しないようにみえるものもあるかもしれません。しかし、失明さえしなければいい、というものではありません。歩くときに足を、呼吸するのに肺の状態を、いつも意識しなければならないとすれば、人は快適に生活できません。同じように、ものを見るのにそこに邪魔者が入れば、通常の生活は著しく不快になります。

視野に小雪や砂嵐や人の顔が――シャルル・ボネ症候群など

ある日突然、視野に無数の小雪が降ってくる、砂嵐状になる、そこにはない景色や人の顔が見える。そういった、予想だにしなかった現象があなたの目に起こったら、パニックになるのではないでしょうか。

暗いところで光が飛んだり、光る壁のようなものが見えたりすることがあります。ものを見るための構造、たとえば**網膜、視神経、脳は神経細胞でできていますから、そこでは自生放電（神経細胞が勝手につくり出す放電）による発火が起こり得ます。それが光として自覚されることがあるのです。**

光が飛ぶのが見える現象を、眼科では「**光視症**（こうししょう）」と言います。自生放電が発生している場所から、「**眼性光視症**」と「**中枢性光視症**」に分けます。前者は眼内で生じる自生放電で、健常な目にも起こりますが、網膜、ぶどう膜に病変があると起こりやすいとされます。「飛蚊症（ひぶんしょう）」（62ページ参照）の親戚のようなもので、通常は片眼にしか現れません。

これに対し、中枢性光視症はどちらの目で生じているかわからない（あるいは両眼とも同じ現象が起きている）もので、脳の視覚情報伝達経路の中で生じた一種の雑音（ノイズ）です。私自身もときに経験しますが、無害な現象です。

さて、神経眼科の外来でよく診る視神経炎の初期や回復途中には、患者の視野が砂嵐状になるという体験を聞くことがあります。これは網膜の神経節細胞が病気によって機能不全に陥り、視神経から脳への情報伝達の途中でノイズが生じた状態だと解釈できます。この砂嵐現象は、視神経炎のような急性疾患の経過の中で、比較的短期間に生じるものです。

両眼の見え方が衰えていくと、ある時点で、現実には存在しないはずの模様や風景、人や動物の姿が見えてしまうという現象が起こることがあります。六〇代の女性が、「この邪魔者を何とか消してほしい」と私の外来を受診しました。この女性は二〇代のころに、うす暗い場所でものにぶつかりやすいという理由で眼科を受診し、「**網膜色素変性症**」という進行性の病気だと診断されていました。

「網膜色素変性症」とは、フイルムを使うカメラにたとえれば、フイルムにあたる網膜の視細胞のうち、主に「杆体（かんたい）」（暗い場所でのものの見え方に影響する視細胞）が少しずつ脱落する病気で、頻度は約五〇〇〇人に一人とされます。この女性は視野の中心は見えていたので事務職に就いていましたが、定年近くになってから視力が著しく低下しはじめました。そのころから、存在するはずのない模様や生物が視野の中にしつこく出現するようになったと言います。

これは「シャルル・ボネ症候群」と呼ばれるものです。

幻視だと自覚している

今から約二五〇年前、シャルル・ボネというスイスの哲学者が、そのころはまだ不治の病とされた白内障で視力が衰えた自分の祖父が、そこにはいない人間や鳥、馬車や建物などが見えると言うのを聞いて、自身の著書にこのことを記載しました。これが「シャルル・ボネ症候群」として認識されるようになるのは、ずっと後の二〇世紀後半です。

網膜などの病気によって、脳へ到達する視覚信号の量が減少すると、脳に貯蔵されていた像で減少したぶんが補われる現象だと説明されています。両眼の視力が、矯正しても〇・一以下になった人に時々みられます。本人はそこに存在しないものが見えていることは認識しており、そのようなあり得ないことを口にするのは憚(はばか)られるからと、誰にも言わずにいる人が少なくありません。それゆえ正確な患者数はわかりません。

幻視があることで有名な認知症「レビー小体型認知症」では、本人が幻視の対象が実在しているとの思い込み、妄想にまで至ってしまうのが通常です。そこがシャルル・ボネ症候群と大きく異なるところです。

シャルル・ボネ症候群の場合は、出現してからほぼ二年以内に症状が軽減することが多いとされますが、もっと長く苦しめられる場合もあります。

邪魔な幻視が出現することをつらいと訴える人もいますが、「最近は風呂に入ると、一緒に何人か浸かっているのを見ます」などと、あっけらかんと報告する人もいます。あっけらかんと私に報告した男性患者は医師でしたが、どんな人が入っているのかと尋ねると、「それが、残念ながら野郎ばかりなんですよね」と笑って答えました。周囲は、幻視について話す当事者の言葉を聞いて、おかしい人だと思い込まないこと、病気の特徴を理解することが必要です。

視覚が眼だけで完結しているのではなく、脳で制御され認知されるものである以上、脳の中で生じるわずかな神経伝達系の変化が、視覚のノイズとなって症状として出ることはあり得ることなのです。

片頭痛の前兆が引き起こす光と影——閃輝暗点

次は、片頭痛が、視覚や眼に関係することがあるというお話です。片頭痛を伴う視覚現象で有名なのは、**「閃輝暗点」**と呼ばれるものです。

「閃輝暗点」は、国際頭痛分類で片頭痛の一五%程度を占める「前兆のある片頭痛」における前兆として出現する症状の一つです。**視界の一部にぎらぎら輝くもの（閃輝）が出現し、次第に視野の周辺部に拡大していきます。**その形は中世の城壁のようだと、教科書には書かれています。芥川龍之介も何度も経験していて、遺作になった小説『歯車』では、閃輝暗点のことをまさに「歯車」と表現しています。

二〇二〇年東京オリンピック・パラリンピックの組市松紋のエンブレムが、閃輝暗点が大きくなったときの形にそっくりだと、片頭痛患者から聞いたこともあります。**この閃輝は両眼でも、片眼でも見え、目をつぶっても自覚できます。閃輝のある視野部分は、閃輝に隠れて見えないので暗点と称します。**

たいていは二〇分ほどでこの視覚の症状がおさまり、**視野全体が晴れてくると、今度は頭痛、主として脈打つような痛みが出てくる**というのが「前兆のある片頭痛」の典型的な経過です。頭痛は誰にでも起こることなので、休んだり、頭痛薬を利用してしのぎ、頻繁でない場合には病院にも行かずにいる人が多いようです。しかし、閃輝暗点をはじめて経験した人は、何ごとかと驚いて眼科を訪れることがあります。

中には、閃輝暗点だけで頭痛が生じない（国際頭痛分類では「前兆のみで頭痛を伴わないもの」と呼ばれる）現象もあります。以前はこれを「頭痛のない片頭痛」とも呼んでいました。私が外来でよく診るのは、閉経期を過ぎた女性の閃輝暗点です。

若いときには片頭痛と思われる発作が時々起こっていた、と言う人もいます。片頭痛自体は通常、若いときに頻発し、閉経後は明らかに減ずるものです。ところが閃輝暗点だけが残ったり、もともとあった片頭痛が形を変え、「頭痛のない片頭痛」である閃輝暗点が出現するようになったと思われるケースにも出会います。

小学生のころから、視野全体に微細な点や斜線が見え、画像の悪いテレビを見ているようだと訴える二三歳の女性が、医師の紹介状持参で来院したことがありました。記憶をたどると、小中学生のころから時々、視野に点々があるのに気付いてはいたが、誰でもある現象だと思って気にしなかったそうです。ところが、ここ一年、仕事が急に忙しくなったからか、この症状が目立つようになったとのことでした。

この現象は、**左右どちらの目でも生じており、もちろん両眼でも起こりますから、脳で生じている現象**と考えられます。紹介状には、やや強度の近視がある以外には、眼科的には何ら異常がないが、文字が光ったり、行間が光って文字が読みにくく、最近悪化しているとの訴えがあったので意見を求める、と書かれていました。

視野全体に雪が降っているように見える――「小雪(こゆき)症候群」

これに類似した症例を私はこれまでに二〇例近く経験しています。

最初に診たのは中学生の女子で、**視野全体にいつも小雪が降っているように見えて邪魔**だという人でした。当初は、薬物治療もいくつか試しましたが無効でした。私は勝手に「**小雪症候群**」と命名し、経過の観察だけをしていました。

彼女は二〇年以上にわたり、時折外来にやってきますが、症状は変わらないそうです。

視力視野は正常ですが、常時見える小雪は邪魔で、視力検査での数値からは想像できない苦労があるのでしょう。大学を卒業して就職をしましたが、仕事がなかなか長続きしないとのことです。特殊な色レンズを装着すると少し症状が軽減しますが、日本の職場はそうした色レンズに偏見があり、とくに接客時には禁止されてしまうなど、症状が理解されず居心地が悪いことが長続きしない一因でしょう。

　診察したどの例にも共通するもう一つの特徴は、複雑な物体などをじっと見ていたあと視線を移すと、もとの物体の影が残像として見えることでした。専門用語で「視覚保続（ほぞく）」と言います。

　この現象は、眼球の中で起こっているものではありません。視覚に関係する脳のどこかに発生している過敏状態、あるいはノイズであろうと推定されます。脳の「視床（ししょう）」（視覚を含む感覚系神経線維が集合して整理されていると考えられる場所）と大脳皮質間のリズムの故障との説もあります。

　私が小雪症候群という言葉を使って、この症状をエッセイなどに書いてから九年後の二〇一三年に、同様の現象を持つ一二歳の少女の例が「ビジュアルスノウ」という言葉を使ってイギリスで報告されました。以後、欧米では片頭痛の関連症状として注目されています。小雪症候群は、最近欧米で「visual snow syndrome」という名称で報告されているものと一致します。

ただし、欧米の報告におけるこの症候群は、片頭痛（欧米人は片頭痛の頻度が日本人より高い）を持つ人の一症状という位置づけです。ところが、私が経験している日本の小雪症候群の人は、自分が頭痛で困っている人は多くありません。両親や兄弟姉妹に片頭痛のある人――片頭痛の家族歴が確認できる人――を含めても、片頭痛持ちは小雪症候群の人の約三分の二にすぎません。小雪症候群と片頭痛との関連は、日本人では欧米人ほど深くないのかもしれません。

頭痛と関連の深い目の症状――「眼筋麻痺性片頭痛」「群発頭痛」

頭痛に関連する目の症状として忘れてならないのは、「眼筋麻痺性片頭痛」と「群発頭痛」です。患者数は多くありませんが、**前者では頭痛とともに、ものが二つに見えたり片方の瞼が下がる症状が出、後者では眼球後部に突如激しい痛みを感じることを一定期間繰**

り返します。

眼筋麻痺性片頭痛は、**片頭痛や片頭痛の家族歴のある子どもに多く、突然、複視（ものが二重に見える）や眼瞼下垂が生ずる**ものです。ただ、この原因を片頭痛性と即断するのは禁物で、頭痛と眼筋麻痺が起こる場合、まずは脳動脈瘤を含む器質的な病気を考えなければいけません。

一方、群発頭痛は片頭痛に比べるとずっと頻度が少ないものですが、片頭痛が女性に多いのに対し、**この頭痛は二〇～四〇歳の男性に多い**のが特徴です。**片方の目の奥に激しい頭痛発作が一〇分から二時間くらいにわたって何度も起こります。さらにそれが毎日のように、あるいは一日に何度も出現し、数日から一か月以上〝群発〟**するのです。

早朝に片眼に激痛が生じ、とても寝ていられなくなったという三〇代の男性がいました。起きて鏡を見ると眼は充血し、涙がぼろぼろ出てくる状態で、朝になるのを待って眼科に駆け込んだころには、痛みはもうおさまってしまいました。その眼科では目に異常はないと言われましたが、翌朝にも同じような眼痛が出て、私の外来に来ました。

よく聞くと、数年前にも同様のことが何日かあったが、今回ほど激しくはなかったと言います。このように、忘れたころに再発するのも群発頭痛の特徴です。

片頭痛の人に比較的共通する特徴は、**光、音、におい、味などの感覚に過敏な例が多い**ことです。

私たち医師は中枢性光視症、閃輝暗点、小雪や砂嵐といった**視覚に余分な邪魔者が現れる現象を「視覚陽性現象」、視野の一部や全部が見えなくなるものを「視覚陰性現象」**と分けて考えています。視覚陰性現象も、左右どちらかの目に出現する眼性の場合と、どちらに出ているのか同定できない、あるいは両眼同時に出現する中枢性のものとがあります。

陰性現象は、実際に循環障害などの原因があり、**陰性現象が続くと回復できなくなり、永続的な視力視野障害に発展するケースがある**ため、詳細な検査が必要です。

これに対し陽性現象は多くの場合、重大な病変に発展することはほとんどなく、比較的安心です。これらの頭痛は薬物による予防が可能で治療のガイドラインができています。

文章の行間が光って見える——視覚ストレス症候群

今度は眼の問題で学習に障害が出たケースを紹介します。

これまで、どの科目でも抜群の成績をおさめ、中でも数学や理科系の科目は得意で、模擬試験では県でトップクラスにいる中学二年生の女子生徒がいました。彼女はほかの科目に比べて、英語の長文がどうしても苦手だと言います。いかに成績が良くても、誰にでも不得意な科目があるのが当然だから大した問題ではないと、はじめ私は思いました。ただ、いろいろな病院などで相談してきたが、納得できる説明が得られないということで、本人も両親も深刻に悩んでいました。

彼女は英語を読んでいると行を間違えたり、次の行の文字列や、その隙間にできる模様が気になりはじめ、読む能率が落ちて集中できなくなるとのことでした。彼女の眼科検査は正常で、読書速度を測定する検査までしましたが、これも健常者以上の成績でした。日本語の縦書きの文章の場合でも、一行読み飛ばして読むことがたまにあるとのことでしたが、成績を見ると実際上、困るほどではないと思われます。

そこで間違えやすい英文を実際に見せてもらったところ、上の行と次の行の行間が詰まっている長文でした。英文では語と語の間に空間があります。長文を「文字」としてではなく「形」として見ると、**語と語の間にできる空間が、全体として川の流れのような模様**

となり、その部分が光るような感じで目立ち、どうしても気になるのだと教えてくれました。そのため彼女は、その行だけが見えるように、定規を置いてたどって読んだり、あるいは一行だけ見えるように黒い紙にスリット状の穴をあけたものをつくって利用しているそうですが、試験のときは余分なものを持ち込めないので困るのだと言います。

両親も本人も、ネットなどで調べて、もしかしたら「**アーレン症候群**」ではないかというのです。私自身は、そういう症例に出会ったことはありませんでしたが、知識としては持っていたので眩しさについて尋ねました。すると、ＬＥＤや車のヘッドライトはとても苦手だとの返事でした。

この症候群はアメリカの心理学者ヘレン・アーレンが一九八三年にいくつかの症例を論文で紹介し、それより少し前にはニュージーランドの教師、オリーブ・ミアーズが同様の症例を記載しているので、ミアーズ・アーレン症候群と称されることもあります。

どちらも教育学、心理学領域での報告で、学習障害や着色レンズの装用に重きを置いた報告でした。医学系の雑誌が取り上げはじめたのは、それより少し後になります。近年は人名を冠する病名をつけることを避ける傾向があり、医学系からの報告では、しばしば

「**視覚ストレス症候群**」と記載されます。学習障害の一つですが、特殊な遮光眼鏡の使用には賛否両論があります。

第四章　ぼやけたり歪んだりで見えない！

「ものは眼で見ているのではない、脳で見ている」ということを「はじめに」と序章で、検査値は正常なのに、出現するさまざまな視覚の異常が、実は脳の誤作動や信号伝達の不調で生じていることを第二、三章で述べました。

本章では、視覚の情報処理過程が一般の人と異なったり、何かを契機にものがぼやけたり歪んだりして見えない、という不調が起きるケースを紹介し、こうした症例への理解を深めたいと思います。

一人のはずが二人に見える！　複視(ふくし)とは？

「二重に見える」や「ぼやけて困る」という訴えで来院する患者は少なくありません。原因を眼鏡が合っていないからとか、白内障のせいだと簡単に済ませてしまうと、大きな間違いになることがあります。患者がいったい何を訴えているのか、もっと具体的に話を聞く必要があります。

最も大事なのは、その症状が左右の眼のどちらで起こるのか、片眼ずつでは起こらないが両眼で見たときだけに起こるのかを確かめることです。

両眼で見たときだけ二重に見える（両眼複視）のは、右眼と左眼の視線が異なる方向を向いていて、目標の画像が別々に見えてしまうからです。一つのものが二つに見える、一人のはずが二人に見えるというように、明確に二重だと認識できる場合は、医師も両眼複視だと気付きます。

一方、二重になる見え方の離れ具合が少なく、互いがくっついている場合、輪郭がクリアに見えないために「ぼやける」「ピントが合わない」と思っていたら、実はずれて二つに見えていたためだというケースもあります。

逆に、片眼でも円形の目標物が楕円に見えたり、変形して見えると「二つに見えている」（単眼複視）と錯覚してしまうこともあります。そのため、「真の複視（両眼複視）」なのか、「にせの複視（単眼複視）」なのかを判断するには、詳しく症状を聞く、あるいは検査をしてみる必要があります。とはいえ、街の眼科には患者数が多く、医師の時間的ゆとりも乏しいため、神経眼科などの素養が少ない病院・医院では、このあたりを熟慮する時間を持てず、見逃しているケースを時々みかけます。

両眼複視の原因には、脳内の病気、眼球を入れている骨の器（眼窩）の病気、眼を動かす神経や筋肉の病気など、重要な病気がいくつも考えられます。眼球を動かす六つの外眼筋（25ページ図2参照）は、脳から出ている三つの脳神経に支配されて動いています。この眼球運動神経のどれか一つや、複数がダメージを受けたときに複視が出現するのです。

どこを見ても必ず複視が出るのではなく、ある方向を見たときには自覚するが、それと反対の方向だと複視がなくなるなど、その神経がどういうダメージを受けているかによって、いろいろな形や程度の複視が生じます。外傷、腫瘍、動脈瘤や神経に栄養を運ぶ血管の障害など原因はさまざまで、眼の診察だけでなく、頭部の画像診断を含めて確定診断に結びつけていく必要があります。

ところで、「両眼の視線が異なる方向を向く」と聞くと、「ああ斜視ですね」と思う読者が多いかと思います。しかし、厳密には「両眼の像がまとまらない」（まとめるのは脳の仕事です）ものは斜視とみなされます（斜視の正確な定義は51ページ参照）。それゆえ、外見上、ずれていないように見える斜視もあり、逆に、顔の造作の関係で、外見上は両眼の位置がずれているように見えても、実は斜視ではないこともあるのです。

子どものときから斜視がある場合は、複視を自覚することは少なく、逆に後天的な病気で斜視になると、複視を自覚するのが特徴です。

甲状腺眼症による後天的斜視・複視

さて、眼球は眼窩という骨のへこみ部分（骸骨の目のところを想像してください）におさまっています。この眼窩の中に病気が生じても後天的斜視、そして複視が生じます。

比較的よく見る病気としては「**甲状腺眼症**」があります。

代表的な甲状腺眼症として、バセドウ病があります。この病名を聞いたことがある人は多いでしょう。甲状腺機能が高くなって、両眼の眼球が飛び出してくる状態を想像する人もいるかもしれません。甲状腺と眼窩内の組織（外眼筋や脂肪組織）は免疫学的に関連が深く、甲状腺に病気が生ずると眼窩内組織も腫れてくる場合があるのです。

そうなると、外見上の問題だけでなく、瞼（まぶた）が重い、ものが二つに見える、目が疲れるなどいろいろな不都合が起こります。

バセドウ病は、みなさんが想像するような、外見に目立つ症状が出る場合ばかりでなく（世界三大美女と言われたクレオパトラがバセドウ病だったとの説があります）、外眼筋の一部だけが腫れたり、瞼付近の脂肪組織の量が増えて腫れぼったくなったりという、比較的軽い例がむしろ多いのです。

逆に、目の症状から甲状腺の病気が発見されることもあります。

左右眼に同程度の症状が起こった場合は、複視がないこともありますが、多くは左右差がありますので、複視を自覚する例が多いのです。甲状腺眼症は、甲状腺を治療するだけで治るものではなく、甲状腺の病気とは独立して進むこともあるので、眼科、とくに神経眼科で治療すべき疾患です。

その眼精疲労、「間歇性（かんけつせい）」斜視かもしれません

若いときには斜視もなく（指摘されず）、複視も自覚しなかった人が、年を重ねて、あるときから複視を自覚するようになる場合があります。これには大きく分けて二つの原因があります。いずれも高齢化社会になって若干増えてきていると思います。

一つ目は、もともと「斜位」であった眼が、加齢によって眼の位置を保つ機能が低下することで、斜視になるケースです。

人は誰でも、両眼の安静位置があり、その位置は必ずしもど真ん中ではありません。両眼をつぶるなど、何も見ないでぼんやりした状態、すなわち安静の状態にしているとき、多くの人の眼の位置は外側（目尻寄り）にあるのです（内側、すなわち目頭寄りの人も少数いますし、上下にずれるケースもあります）。何かを見ようとしたとたんに、脳は「両眼視しましょう」という指令を発し、両眼の視線を合わせて正面に持っていきます。

このように、安静時は外れていても、ものを見ようとするときは瞬時に両眼視できる状態を「斜位」と称します。

両眼の視線を合わせるとき、脳は両眼でものを同時に見る「同時視」、左右眼にうつった像を重ね合わせる「融像」、そして奥行き感を測る「立体視」の三つの機能を発動します。これを両眼視機能といい、脳の両眼視細胞が働く非常に高度な視覚機能です。この機能は生後数か月から二、三年の間に、外界からの視覚刺激を得て急速に発達します。

生まれつき眼位のずれが大きい場合や、先天性の病気（たとえば先天白内障、先天眼瞼下垂など）があると、この機能がうまく発達できないことがあり、斜視になります。**乳幼児期に決して眼帯をしてはいけないのは、この両眼視機能の発達を妨げるから**です。

ところが、もともと斜位の人の中には、両眼で見ている平常時は斜視ではないけれど、運動などで疲労したり、眠くなったりしたときに両眼視ができなくなる例があります。優位眼（利き目）による単眼視になるため、外見上見ていないほうの目（非優位眼）が視線から大きく外れていることに、家族や第三者が気付くことがあるのです。これを、時々斜視になることから「**間歇性**」**斜視**と呼びます。子どもから大人まで斜視のうちで最も多いのはこのケースです。

ただ、外れ方が大きくない場合は第三者も気付かず、本人もふだんの生活では気付きません。成人になってスマホやパソコン、事務など近くを見る作業を続けているうちに眼精疲労が出て、眼科を受診した結果、「間歇性」斜視という診断がつく例も少なくありません。

「眼窩窮屈症候群」――眼球が大きくなり目の奥が窮屈に

次に、私たちの研究グループが報告した「**眼窩窮屈症候群**」を紹介しましょう。若いときには気付かなかった斜視が進んで複視になる二つ目の原因が、これです。進行性の強度近視の人に多くみられます。

日本人の疫学的調査によると、マイナス五ディオプター（レンズの屈折力の単位）以上の強度近視は、人口の約六〜八％を占め、欧米人などと比べて明らかに多いことがわかっています。ですから、これから述べる眼窩窮屈症候群も、日本人には相当数隠れているものと思います。

こうした強度近視は、通常の近視と異なり、二〇歳を過ぎても近視の度が進んでいくのが特徴です。度が進むということは、とりもなおさず眼球の前後軸（眼軸）が伸びるということです。強度近視のない健常眼の眼軸は二三・五〜二四ミリですが、眼窩窮屈症候群の方は、だいたい二六〜三二ミリの人が多いようです。

眼軸が伸びても眼窩の容積は自然には広がりません。しかも眼窩は奥のほうほど狭くなっているため、奥へ行くほど窮屈になるのです。窮屈だと、眼の位置のずれが生じやすくなります。ちょうどラッシュアワーの電車で自分の身体が向きたくないほうへ向かざるを得ないことがあるのと似ています。

しかし、そこに強い力が働けば位置は保てます。この場合の強い力というのは「輻湊（ふくそう）」の力です。近いものを見るときに、両眼を寄せる機能を輻湊と言うと前述しました。輻湊は、脳の輻湊運動を司る中枢から強い神経インパルスが出て、眼を寄せるという作業をします。

一方、遠くの対象物に焦点を合わせる「開散（かいさん）」は、脳に開散中枢があるわけではなく、輻湊を抑制して、あとは脳と眼で微調整してくださいとなります。この場合は強い力ではないので、ずれやすくなるわけです。

ですから、**眼窩窮屈症候群の人は、遠くを見ると複視が生じるのが特徴**で、専門用語では「開散不全」の症状を呈します。複視が出現してくる距離は、加齢とともに少しずつ近づきますが、たとえば、眼前三〇センチくらい、眼に近い視標まで二重に見えてしまうことはまずありません。

以前は、このようなケースの複視の由来がわからず、脳の問題だと思って、脳のＭＲＩの画像を繰り返し確認したものでした。しかし、脳や脳幹に異常は出ません。ところが見落としていたところがありました、眼窩のＭＲＩ画像です。

　この症候群の人は決まって、上直筋（じょうちょくきん）と外（がい）直筋の間のスペースが広がっていたのです。眼科医も放射線科医もここには全く気付きませんでした。この広がったスペースは抵抗が弱く、大きくなった眼球の後部が、抵抗の弱いそのスペースの側に変位（位置を変える）していくため、眼窩窮屈症候群の人は遠くを見るときに内斜視になりやすいという特徴も、これで説明がつくのです。

眼窩が窮屈になるのは女性と強度近視の人に多い

　そういえば比較的若いころから、遠くの景色がずれて見えることが時々あった、と言う眼窩窮屈症候群の人がいました。いつものことなので、やがて気にしなくなっていたそうですが、それから三〇年近く経った最近、一、二メートルしか離れていないところにいる人が二人に見えた体験をしたというのです。

　この人の場合は、眼球がだんだん大きくなって眼窩が窮屈になり、同時に両眼視をするための脳のコンピューター性能が低下してくるという二重の原因が進行し、何十年もかかって複視が生じたというわけです。

　さて、**眼窩窮屈症候群は圧倒的に女性に多く、男性の場合は細面の人に多い傾向**です。普通の男性は眼窩の容積（つまり骨格）が大きいため、強度近視で眼球が多少大きくなっても症状が出ません。一方、女性や細面の男性だと、眼窩容積が小さいため、この症状が出やすいのです。また、強度近視なのに眼球が前にあまり出ていないのもこの病気の特徴です。眼球が前に出てくれば眼窩内で窮屈にならないのですが、前に出ず眼窩内にとどまるため窮屈になるのです。容(い)れ物(もの)と中のものの関係によって「窮屈」の度合いが決まり、その度合いこそがこの病気の重要因子である、という証拠となります。

　この症候群は、強度近視の程度が強いから複視もひどくなるかというと、そうではありません。たとえば眼軸が三五ミリを超えるような超高度の病的近視の人の多くは、眼球の構造が壊れており、複視を自覚できるほどの視力が出ないのが普通です。また、そういう例の一部は、**眼球が内側に変位し、眼が内側に寄ったまま動かなくなる**「**固定内斜視**」という状態になるケースもあります。

　固定内斜視の場合も、眼球は上直筋と外直筋の間が広いために、そこに嵌頓(かんとん)する（入り込む）ことで、このような状態になるとわかっています。つまり、上直筋、外直筋の間の抵抗の弱いところに入り込むこのメカニズムは、眼窩窮屈症候群の共通点ということにもなるのです。

先にも書きましたが、この症候群はおそらく昔から存在していたと思われますが、眼科医が気付かなかったのは、言いたくはありませんが、先人たちの怠慢ではないでしょうか。遠くを見ると複視になるという患者の訴えによく耳を傾け、しかも強度近視の人に類似症例があることに気付きさえすれば、ひょっとしたら固定内斜視のごく軽症型ではないかと疑うことは難しいことではないと思います。

メカニズムがわからない間は、治療も積極的には行なわれなかったようです。今では、軽症ならプリズム眼鏡を用います。眼鏡で効果の出ない中等症以上では、固定内斜視の整容的（姿かたちを整えること）手術として国際的にも評価されている「横山法（よこやま）」という日本人が開発した手術を応用すると、かなり改善します。

見え方の左右差が生じて起こる「目鳴り」

私たちのグループでは、これまで治療もせずに放置されていたこの症候群を持つ人をすでに二〇〇例以上見つけ、一五〇例近い人に治療を行なって、改善させています。

一方、眼窩窮屈症候群に限りませんが、眼鏡や手術によっても、どうしても複視がとれない場合があります。そのようなときは、両眼で見ていることが非常に苦痛で、左右眼から入ってくる像を統合しようとする脳も大混乱に陥ります。すると、**高度の疲労感、羞明、眼痛などさまざまな症状が出てきます**。

似たようなことは、見え方の質の極端な低下が片眼だけに生じるか、両眼に生じても著しい左右差が出た場合にも起こります。たとえば、片眼だけが重篤になった「**加齢黄斑変性症**」や視神経症などにも見られます。この場合も、両眼で見ようとすると、脳は左右眼からの像の足し算ができず、混乱します（混乱視）。**混乱させているほうの眼は、耳鳴りならぬ「目鳴り」が生じていると**、私は患者に説明しています。

このような場合、比較的若い人だと、自分の脳が、複視を起こさせている（あるいは像の質が悪い）側の眼からの情報をせき止めてくれます（専門用語で「抑制」と言います）。しかし、高齢者などでは抑制がうまくいかず、いつまでも疲労や痛み、羞明など不快な状況が続きます。目鳴りだとは気付かないことも多いのですが、自然に悪いほうの目をつぶったりして、しのいでいる人もいます。

一般眼科では、そこまで患者のつらさを慮ることができないのか、適切な指導があまりなされません。私は遮光眼鏡や片眼帯（デザイン眼帯などを利用）を勧めていますが、悪いほうの目を遮へいして光を入れないようにすると目鳴りが止まることが多いので、そのようなレンズを開発し、特許を取得しました。「オクルア」という商品名がつけられています。一見、遮へいしていることがわからないように工夫したレンズです。

遠くを見ると、景色が地震のように揺れている

四〇代の新聞社の女性記者が、パソコンで原稿を書いているとき、何かいつもと違う、くらくらするような違和感を覚えました。締め切りに追われて少々寝不足でもあったため、めまいかしらと思って、**パソコン画面から目を離し遠くを見ました。するとその景色が細**

かく揺れているのです。今、自分の見ているところだけに地震が起きたように……。

やがてその〝地震〟は止まりましたが、その後も繰り返し経験し、気分が悪くて仕事にならないので上司に相談しました。すると上司はすぐに会社の産業医に連絡をとりました。その医師は彼女の話を聞いて、それは「**眼振**（がんしん）」（**眼球振盪**（しんとう））かもしれないからと、大学病院の神経内科に紹介状を書いてくれました。

翌日、その神経内科を受診したときも症状は出没していましたが、担当医は診断がはっきりしないから入院検査をしましょうと言い、結局一〇日ほど入院したのです。

担当医は「多発性硬化症」という神経系の難病を疑ったようで、入院中、頭部の画像診断、血液や髄液の検査をしました。同時にその病院の眼科や耳鼻科での診察も受けましたが、いずれも異常はないということでした。

今のところ多発性硬化症とは断定できないが、今後ほかの神経症状が出てこないか、引き続き外来で経過をみる必要があるとの結論が出て、退院しました。

しかし、〝地震〟の原因はわからずじまいですし、なおも外界が時々揺れる現象は続いて仕事を再開する気分になりません。揺れの正体がわからないことに納得がいかず、会社には休職願を出しました。さすがに記者という職業柄、この謎解きをどこでしたらいいのか探しているうちに「神経眼科」というキーワードを見つけ、ここならわかるかもしれないと、私の外来にやってきたわけです。

片眼だけが勝手に揺れる――「上斜筋ミオキミア」

この間に彼女が気付いたことは、左目だけで見ると、揺れは起こっていないということでした。私は話を聞いて、右眼だけに起こる揺れというところから、すぐに診断がつきましたが、現象を確認する必要があります。

診察室で「今起こっていますか」と聞くと、「いいえ」と答えます。話したり診察したりしているうちに、「あ、今起こっています」と言いました。しかし、対面して眼を見ていても動きが小さいためかよくわかりません。

眼科には必ず「細隙灯顕微鏡」という双眼の診察用顕微鏡が備えられています。患者の頭部を顎台に乗せて静止させ、角膜や水晶体の状態などを観察する機器です。顕微鏡ですから、相当拡大して現象、つまり揺れているかを確かめることにしました。

「先生、今動いています」

と彼女が告げたときに観察すると、確かに眼球が細かく動いていました。それは数秒から十数秒続きました。右眼にこの運動が出ているときに、顕微鏡で左眼を見ても、何事もなく、右だけの現象だとわかりました。

これは間違いなく「**上斜筋ミオキミア**」という名の片眼の揺れであり、多発性硬化症などで見られる眼振とは全く異なる症状でした。

ミオキミアの「ミオ」は筋肉を意味する接頭語、「キミア」は動くという意味で、六つの外眼筋（25ページ図2参照）のうち、上斜筋の勝手な振動がその正体です。上斜筋は滑車神経という脳神経に支配されていますが、この神経が脳幹から出てきた狭いところで血管にぶつかり、勝手な興奮を起こしてしまうのが原因とされます。

血管と神経の間に距離を置く脳外科手術でミオキミアが消失した事例が報告されているため、このメカニズムが支持されています。ですから、脳や脊髄、視神経などに脱髄（神経の鞘である髄鞘が脱落する変化）を次々と起こす多発性硬化症や、その関連疾患とは全く無関係に起こる症状なのです。

彼女は、振動視が仕事に影響するだけでなく、多発性硬化症などの難病が今後自分に出てくるかもしれないという心配があって、仕事に復帰する元気をなくしていました。しかしその懸念が払拭されると、症状とどう付き合っていくかを考えるようになり、次の診察には上司同伴でやってきました。

治療については、脳外科手術までは希望しないので薬物治療を試みるが、現象が減ることはあっても、今後も消失しないだろう、ミオキミアが盛んに出るときは、右目をつぶるとか、休息しながら仕事を続けるという選択肢しかないから、これまでと同じ能率と分量の仕事を期待することはできないと、考えられることを、お二人に説明しました。

子どもの目の不調は大人の責任――「重症筋無力症」に気付くには

第一章の「なぜ両眼は必要か？　子どもに眼帯はだめな理由」で述べたように、両眼視機能は、距離や奥行きを測定するための大事な機能です。これは二、三歳までの乳幼児期に完成するのが普通です。眼の位置の異常など何かの病気のために、この機能の獲得に失敗した場合、一〇歳以上では獲得するのが厳しくなります。

そのため、この発達期に不用意に両眼視を妨げるような眼帯をしたり、テレビゲームやスマートフォンの多用など偏った目の使い方をすると、その機能が損なわれたり、せっかく獲得しつつある大事な機能を失うことになりかねません。

視力もそうですが、とくに両眼視機能は、生後に外界からの視覚情報を脳の視覚関連領野に入力しながら、時間をかけて精緻に形作られる神経ネットワークによって実現するものです。精緻なだけに、完成し成熟するまでは簡単に損なわれやすいのです。

この場合は当然、当事者である子どもに責任はなく、両親、教育者や医師に共同責任があります。その責任を果たすためにも、ここで述べることはすべての大人が知っておく必要があります。

子どもは、自分から不調を訴えることがなかなかできませんから、大人の観察が大事になります。**小児に発症する、両眼視機能が危うくなる病気「重症筋無力症」は日本では五歳以下に多く、大半が眼を動かす筋肉や瞼を上げる筋肉の力が落ちる「眼筋型」**です。発症数は多くないものの、それだけに診断・治療経験のある医師は限られています。

ここ一〇年、私の外来にも三〇人以上の患者が通院しており、その半数以上は私が治療しています（ほかの患者は小児神経の専門家と連携して診ています）。なぜ神経眼科医が治療をしているのかというと、この時期は両眼視機能の獲得に大変重要な時期であり、その検査ができるのは眼科以外にないからです。さらに、小児では眼筋以外の筋肉に症状が出てくる例は少なく、最大の問題は眼にあるからです。

ほとんどのケースは、片方の「眼瞼下垂」（瞼が下がる）を家族が見つけて受診します。両眼同時に同程度に下垂することはあまりないので、すぐにわかります。あとは眼の位置の異常、つまり斜視に気付いて来院することもあります。小さな子どもは、ものが二つに見える（複視）などを自分で訴えることができませんから、外見的な斜視が目立ってはじめて周囲が気付くのです。しかし、躓いたり、転びやすくなった、走るのが慎重になった、椅子から落ちた、乗れていた自転車やエスカレーターに乗れなくなったなど、日常生活の様子についてよく聞くと、発症はもっと前だったとわかることがあります。

片方の眼瞼下垂があると単眼視になるため、距離感、奥行き感が測れなくなり、生活に不都合が出てきます。この病気のもう一つの特徴は、朝の起床時は症状が改善しているけれど、疲労してくる夕方や運動後、眠くなったときには悪化することです。このことを確認して診断が決まる場合もあります。

ちなみに、重症筋無力症の「重症」は、筋肉を動かすのが「重い」という意味の英語を無理やり日本語訳したときに付いた言葉で、重症、軽症の重症を意味するわけではありません。ですから、軽症の重症筋無力症もあります。

この病気は自己免疫疾患の難病に属し、厚労省に研究班ができて研究が継続されています。

急激に増えつつある小児のスマホ内斜視

次にあげるのは、いわば時代の環境が原因となっている、その気になれば防ぐことができる病気の話です。

九歳の男の子が、急に遠くのものが二つに見えると訴えて受診しました。近くを見る場合、両眼を寄せて見る（輻湊）、遠くを見るときは輻湊を解除して両眼が開きます（開散）。ところがこの児童は、**遠くを見ても両眼が寄ったまま**になっていました。専門用語では「急性内斜視」、あるいは「開散不全」と称する所見です。

最近、こういう症例が私たちの病院でも増えています。実は二〇一六年に、小児の急性内斜視が増えているという論文が韓国で出ています。増加の原因は、小中学生がスマートフォンに依存するようになったからだというのです。その論文では、七歳から一六歳までの一二（男五、女七）の症例が報告されており、この一二例の内斜視になる前の視覚利用環境を調べると、ある特徴があることがわかりました。

まず全員が過度なスマホ使用者（過去四か月以上にわたり、一日四時間以上使用）で、一日平均の使用時間は六時間、しかも三〇センチ以内の距離で画面を見ていました。うち九人は遠くを見るといつも、あるいは時々、ものが横にずれて見えるようになりました。

若い人は、眼を寄せる動きを促す脳からの指令が強いと考えられ、それゆえに輻湊の状態が続くと指令を解除することが難しくなり、このような現象が生じる可能性があります。両眼視機能が成熟している成人では起こりにくいのか、当院を受診する急性内斜視の患者は、今のところほぼ児童生徒に限られています。

先ほどの男の子も、スマホの利用時間が長く、ゲームにも夢中になっているとのことでした。それを休止するように言いましたが、二か月後の受診でも斜視角はわずかに改善していたものの状況は同じで、しばしば片眼をつぶって生活していました。好きなサッカーはとてもできない状態で、結局、自然回復はそれ以上期待できず、斜視手術をするに至ったのです。

ちなみにスマホは、眼のほかにも、問題にすべき身体への影響がいろいろ発表されています。二〇一八年に世界保健機関（ＷＨＯ）は「ゲーム障害」（生活に影響するほどゲームに依存して、したいという欲求を抑えられない状態が長く続く）という病名が、疾患の国際分類に新たに加えられると発表しました。それ以前には携帯電話の電磁波曝露（ばくろ）による発癌性（はつがんせい）の可能性について警告も出しています。このほかにも、とくに小児の精神活動へのマイナスの影響、学業成績の低下、男子の精子数の減少などが、スマホの影響として取りざたされています。

成長期の子どもたちがスマホのヘビーユーザーになる危険性は、それこそ為政者が深刻に捉え、いち早く対策を立てなければ、歯止めがきかなくなると思います。

ところで、ここまで読んで両眼視機能の重要性を知った読者は意外に思うかもしれませんが、日本の法律では一眼（片方の眼）を失っても視覚障害者になりません。このことの持つ矛盾は、時々メディアに取り上げられています。

この法律（身体障害者福祉法）ができた戦後間もない一九四九年（昭和二四年）ごろの社会では、一眼だけあれば、衣食住にわたる最低限度の生活はしていけるだろうという、大雑把な考えが前提としてあったのかもしれません。当時は、車社会でもなく、テレビやパソコン、ケータイ、スマホといった眼に負担をかける機器もありませんでしたから。

ところが実際、社会は視覚の利用を前提にした著しい変化を遂げています。高次脳が著しく発達した人間は、視覚において高度で精細な両眼視機能を獲得しています。その必需性が、時代とともに高まっていることを忘れてはいけません。生物が持ち得る機能としても最上級に属するこの両眼視機能の値打ちを、私たちはもっともっと認識すべきですし、その機能が損なわれることの重大さにも気付かなければいけないと思います。

情景がすべてミニチュアに──「不思議の国のアリス症候群」

中学一年生の女子が両親とともに私の外来を訪れました。三か月前に高熱で家で寝ているとき、**目覚めて何となく一点を見つめていたら、家の中全体も、そこにいる人物も同じ**

ように縮尺し、小人のようになったと言います。情景が全部ミニチュアになったわけですが、自分の身体の大きさには変化を感じていなかったということです。

両眼を閉じて数分後にふたたび同じ情景を見たときは、正常に戻っていました。よく聞くと、似たような体験は、幼稚園から小学校低学年のころに何度かしたそうです。しかし、親にそれを話したことはなく、その後はいつの間にか出なくなったので忘れていたと語りました。本人も両親も、この不思議な体験をかかりつけ医などに尋ねても説明がなく、いったい何事なのかと、かなり心配して来院したのでした。

実は私も子どものときに同様の体験があり、医師になってから調べてみたところ、この症状には「**不思議の国のアリス症候群**」という名前がついていました。

ルイス・キャロル（一八三二～一八九八）の小説『不思議の国のアリス』は、アリスが夢の中で、小さくなったり大きくなったりしながら、動物たちと冒険を繰り広げる物語で、これにちなんでイギリスの精神科医ジョン・トッドが一九五五年に、症候群の名称として提唱したのが今日も受け入れられています。

この症候群に関する論文を読むと、もののサイズが変化して見える不可思議な現象と、ウイルス感染、片頭痛、高熱などによる譫妄（せんもう）、てんかん、向精神薬の服用などとの関連が指摘されているものがありました。しかし、ほとんどが小児期に一過性に生じるもので、小学校の一クラスに二、三人は経験者がいるとも言われる珍しくない症状です。脳のどこがどうなって、こういう現象が出るのかよくわかっていませんが、視覚の高次脳のどこかに生じた、一過性の誤信号によるものだろうと考えられ、大半は成人するころには体験しなくなっています。

視線がカンニングや覗（のぞ）き見（み）と間違えられる

以下に述べる症状も、実際の経験者でないとそのつらさがわからないでしょう。

中学三年生の女子です。彼女は近くにあるものが見づらいという、比較的ありふれた訴えで当院の小児眼科外来を受診しました。この訴えから眼科医がまず考えるのは、遠視が強いために近くを見るのが困難になっている、輻湊の機能がうまくいっていない、ということです。しかし、担当した医師の診断ではそのような所見はありません。

そこで別の小児眼科専門医が話をよく聞くと、以下の通りでした。

半年くらい前から、教科書は見えるものの、見ている文字のまわりの文字群がぼんやりしてしまう。問題文を読むとき、一字一字は読めるが全体が把握しにくいから、能率が悪いと言います。視野が狭いのでしょうかと親が心配するので、視野も測定しましたが、予想通り正常でした。

一か月後に受験を控え、何とかならないかと両親も本人も真剣でした。少なくとも眼の異常でないことはわかりましたが、彼女の問題をどのように解決すればいいのでしょう。

担当医は、もうすぐ受験なので、それが影響した心因性視覚障害だろうと考えたようです。医師の悪い癖でしょうか、私自身も含め、病変が見つからないと「心因性」という言葉を使いたがります。心因性というと、いかにも医学的で、特定の原因が見つかりそうですが、実際には心因がある症状を起こしたという科学的証拠はなく、昔の人がよく「狐が憑いた」と言ったのと同じレベルの用語と思ってもらってもいいでしょう。

アメリカの精神医学の分類でも、一九八〇年ごろから心因性という用語は使わなくなっており、現在の医学では原因が特定できなくても、必ずその症状を惹起させた原因、メカニズムがあるはずだというのが国際的な考え方になっています。しかし日本では、眼科を含め、病院における精神医学以外の身体科では、今でも無批判に「心因性」という言葉を用いるらしく、認識が遅れていると言わざるを得ません。

さて、この女生徒ですが、一人で勉強しているときは困った症状がほとんど起こらないので、学校の試験は保健室で受けたいから診断書を書いてほしいと求めました。相談を受けた小児眼科の専門家は、その旨の診断書を書いたそうです。

一流私立高校に合格し通学していた彼女が、一年余りしてから、今度は私の外来にやってきました。訴えは、相変わらず自分の視野が狭いという表現でしたが、どんなときに不都合なのか、具体的な場面で説明してもらうと、こうでした。

前々から（おそらく小学校高学年から中学生ごろ）、教室で教科書を見ていると、はっきり見えているところが狭く、ついつい目を横に動かしてしまう。このことで一番困るのはカンニングしていると間違えられることだというのです。

ここで「目を動かしてしまう」という表現がはじめて出てきました。視野のことばかり気にしていましたが、訴えの本質は、カンニングと間違えられるほど視線が動いてしまう気がするという点ではないかと思い至りました。

そこで「では、自分の視線のことで困ったことはありませんか」と、キーワードである視線を使った質問をしてみました。すると「あります」との返答。そしてこう言いました。「電車通学の車内で、まわりの人はいつもケータイをいじっている。その光が入ってきて目のやりどころに困る。あるとき、自分はそれらのケータイを覗いているつもりはないのに、まわりの人たちは見られたと思って次々に電源を切ってしまった」

本人は「見られたと思って」と断定的に言っていることから、自分の視線が相手に意識されたことを確信していることがわかります。

「視線」という言葉で私の頭に浮かんだ症状は「**視線恐怖症**」でした。

見たいところに視線が向かない

もう一人、同じような症状を持つ二〇歳の男性の例を紹介しましょう。

彼の訴えは「自分の見たいところに視線が向かない」でした。眼科医はこの訴えで何を調べればよいか、きっと戸惑うでしょう。ちなみに、斜視に関する検査を行ないましたが、異常はありませんでした。

「高校二年生のころ、授業中にずっと前を向いていることができなかった。どうしても自分の視線がずれてしまい、それを咎められるのがいやで、目をつぶったりしていた。しかし、授業中、目をつぶり続けることは到底できないので、中退することになった。その間、近所の心療内科で精神安定剤を処方されたが、改善はなかった」とのことでした。

大学に進学しましたが、教室では同じことが起きていて、講義はほぼ出席点をもらうためだけに行っているとのことです。教室や電車の中など、大勢人がいる場所だとこの症状が出ますが、一人でパソコン相手に勉強するには支障がないそうです。本人は税理士資格を取りたいという希望があり、夕方から専門学校に通っています。そこは区切られた空間で、パソコン画面上で講義が視聴できるため、一人だけで学習ができるようです。

先ほど示した女子高校生もそうですが、これは自身の視線にこだわる「**自己視線恐怖**」あるいは「**脇見恐怖**」とも言われる症状です。精神医学的な正式病名としては「対人恐怖症」「社会不安障害」などとされることが多いと思われます。

興味深いのは、このような症状は、他人の目を気にする、あるいは言動を周囲に合わせるのが当たり前といった日本特有の文化と結びついていると考察されることで、「文化依存（または結合）症候群」の名称もあります。医学論文上でも、対人恐怖にあたる適切な英語はなく、そのまま「taijin-kyofusho」と記載されます。

対人恐怖症は、赤面恐怖症、醜貌恐怖症、自己臭恐怖症、自己視線恐怖症などに分類されます。眼科に相談があるのは、自己視線恐怖症のほかに、醜貌恐怖症があります。

クラスの女生徒に「あなた斜視じゃない？」と目が寄っていることを指摘された中学生の男子は、以来「斜視を治してくれ」と眼科を転々としています。転々とせざるを得ない理由は、実は斜視ではなく「偽斜視」といって、外見上斜視と見間違えられてしまう状態なので、手術を断られるからです。

眼の位置は正しくても、両眼の内眼角（瞼裂の一番内側・目頭）の距離が離れていると内斜視に見えてしまい、逆に距離が短いと外斜視に見えてしまいがちです。つまり、顔の造作の違いが関係しているので、決して眼の位置異常ではないのです。

それを詳しく説明しても、本人は納得せず「手術で斜視を治してくれ」の一点張りになりました。手術をしたりすれば、逆に「医原性斜視」（施された医療が原因で起こる斜視）をつくってしまい、今度は複視に悩むことになりかねないのです。

自己視線恐怖症は自力でも治せる

対人恐怖症の治療として、薬物を使う医師もいますが、私は必ずしも効果があるわけではないと思っています。むしろ患者の話をじっくり聞きながら、ゆっくりしたペースで考え方、感じ方に歪みや偏りがあることを粘り強く話し合って、自覚してもらうことが必要だと思います。

たとえば、人は他人の視線などに注意を払っているゆとりはないし、自分の視線がどうかなどにも注意を払っていない。それは今日乗ってきた電車やバスで、前に立っていた人が男か女か、隣に座っていた人がどんな服装をしていたか覚えている人は滅多にいないことからもわかる、といった事例をいくつもあげ、実証しながら考えを共有するように促していくのです。

患者自身がそれをいくらかでも認めはじめれば、必ず偏った思考回路を修正しようと試みます。その繰り返しが、やがて成果につながっていくはずです。時間はかかりますが、それ以外の方略はないと私は言い切れます。

自力でそのような修正を試みながら生きてきた、独身の三〇代後半の女性を、本章の最後に紹介しましょう。

高校のころから、大勢の人のいるところが苦手で、人との会話もなるべく避けるようになりました。何とか高校を出た後は、ネットカフェなどで過ごすことが多かったと言います。二〇歳前後には、親に言われていろいろな診療科を回りましたが、診断名は明確にしてもらえないまま、何種類もの薬物が処方されました。けれども、副作用ばかりで改善の兆しが少しもないので、一年ほどで病院通いはやめたそうです。

仕事は自室でできるアクセサリーや手芸品などの制作。自分のことを心配してくれる友人がいたので、その人を通して販売ルートを探しましたが、置いてもらえる店はなかなか見つかりません。食べていけるだけの収入はなく、自分で販売ルートの開拓ができないことにも悩みました。

親がかりも限界がありますが、かといってどんなアルバイトでも人との接触、コミュニケーションが必要ですし、その前に採用のための面接試験がありますから躊躇(ちゅうちょ)がありました。そのうち、自作のキャラクターをあしらった子ども用のソックスや手袋が少しずつ売れはじめ、それを機にネットショップを立ち上げました。

　だんだん成果が出てきて、いくらか経済的自立に安定感が出てくると、自分の引っ込み思案の性格への劣等感や、人とコミュニケーションができないこの症状はいったい何なのか、密（ひそ）かに抱えてきたこの疑問を解こうと調べはじめました。治せるものなら、少しでも治したいと思ったそうです。

　ネットで検索すると、関係がありそうなキーワードがいくつも見つかりました。コミュ障（コミュニケーション障害）、赤面恐怖症、場面緘黙症（かんもくしょう）（幼稚園、学校、職場など社会的場面では不安や恐怖から声が出せないが、家庭など安心な場面では正常になる症状）、社交不安障害などなど。いろいろ検索しているうちに、自己視線恐怖症のことを書いた私のコラムを見つけ、外来にやってきたのです。

　彼女に自己視線恐怖症のほかの事例を話すと、自分もそうだと共通点がいくつも見つかりました。自分の症状をわかってくれる医師にようやく出会ったと、うれしい気持ちになったそうです。そして彼女のこれまでの経緯について「独自の『認知行動療法』を編み出して、自ら実践しているようなものだから理に適（かな）っている」、さらに「手当たり次第医療機関に通って薬漬けになるような道を選ばなかったことも偉い」と伝えました。これまでの彼女の道のりが無駄でなかったことを認識し、自信をつけてもらいたかったのです。

やっと長年の疑問やわだかまりが取れた、関西からのわざわざの来院でしたが、ここへ来てよかったと言ってくれました。薬剤による治療より、今のように自分の特徴を理解しながら日々を過ごすのがよいと思うと話すと、「やってみます、できると思います」と明るさを取り戻した表情になって帰っていきました。

ちなみに、認知行動療法とは、パターン化したその人の考えや感じ方に働きかけて、自ら修正したり、視点を変えることで、できにくかった行動をできるようにする治療法で、精神医学では重要な治療方法の一つになっています。

第五章　高次脳機能障害

高次脳機能障害とは、主に脳損傷に伴う認知行動障害を広く指す用語で、視覚の高次脳機能障害は、頭頸部外傷の後遺症や、生活環境にある化学物質の影響で起こることもあります。しかし、外傷後の心身の機能異常や薬物などの毒性に対する各科の医師の関心は、信じられないほど低いのです。

高次脳機能障害は、影響が身体のいろいろな場所に及びますが、目は眼科、皮膚は皮膚科、骨や筋肉は整形外科、心臓は循環器内科というように医療科は完全に縦割りになっていて、全体を総合的に考える体制が十分整っていないために、どの科も本気で取り組まない様子がうかがえるのです。診察はするでしょうが、あまりに症状が多岐にわたり、どの科も自分の領域でないと思うため、ますます関心が低くなり、重要なのに進歩が遅れてしまうことになります。

視覚系は高次脳との関連も深く、私の神経・心療眼科の領域は、そうした患者を診る機会が多くあります。これまで医師の関心が低かったそうした領域にも、本章では踏み込んで紹介します。

視覚の高次脳機能障害は国に救済されない

視覚の準備や認知は、この高次脳で行なわれます。私は「視覚の高次脳機能」と呼んでいますが、厚生労働省が「高次脳機能障害」と言うときは、視覚の問題は入ってきません。

同省は二〇〇一年から二〇〇五年まで、高次脳機能障害支援モデル事業を実施した中で、全国の高次脳機能障害者数をおよそ三〇万人と推定しました。二〇一二年に障害者総合支援法が成立して、都道府県を中心に、高次脳機能障害者の専門的な相談支援を行なう国の体制が整ってきています。

しかしながら、この場合の高次脳機能障害とは「記憶障害、注意障害、遂行(すいこう)機能障害、社会的行動障害などの認知障害」に限られていて、視覚や聴覚の高次脳機能障害は含まれていません。それどころか、上記の認知障害を主要症状と位置づけ、「これを欠く者は除外する」という除外項目を設けています(国立障害者リハビリテーションセンターホームページによる)。

さらに、二〇一二年から二〇一三年にかけて厚労省で開催された「障害年金の認定（高次脳機能障害等）に関する専門家会合」の五人の専門家は、精神医学、整形外科学、神経内科学から選任されています。つまり、厚労省ははじめから視覚や聴覚の高次脳機能障害のことは眼中になく、それゆえ、以下のような視覚の高次脳機能障害が主たる原因の患者は、支援も救済もされないという甚だしく不合理な事態が生まれています。

事故でぼやけ、めまい、ふらつきを発症

四〇代後半の女性は、嫁ぐことになった一人娘と思い出作りの車の旅を楽しんでいました。人通りの少ない比較的広い路地で、後部ドアを半開きにして車の外から後部座席の荷物の整理をしているときでした。オートバイが来ているのを見たところまでは覚えているのですが、次の記憶は救急車の中でのものでした。

不注意なオートバイがぶつかり、女性はドアに挟まれ、転んだのです。幸い頭は直接打撲していないようでしたが、骨盤にひびが入っていることがわかり、思い出作りの旅どころではなくなって急遽帰宅し、近所の病院の整形外科に入院しました。

入院中、腰痛や足のしびれのほかに、本人が最も具合悪く感じたのは、ぼやけてものが見えないことでした。その病院には眼科がなく、退院してから近所の眼科を受診しましたが、老眼があるだけだとの診断でした。

しかし、ぼやけは次第にひどくなり、ものを見ていると、めまいやふらつきが生じ、光にも弱くなっている状態で、ずっと仕事ができないため、私の外来を訪ねてきたのです。視力検査では遠近とも矯正で○・五前後の視力しか出ず、検査中も気分が悪くなり、休み休み検査しなければならない状態でした。近所の眼科での診断と同様、眼球自体に異常はなく、持参された頭部ＭＲＩの画像にも異常が見つかりません。

遠方にも近方にもピントが合いにくいという状態なので、見ている対象物の距離に従って眼の位置と焦点を調節する脳の機構に故障があることが強く推定されますが、それをうまく証明する検査法がありません。たとえば焦点調節がうまくいっているかについては、古典的な調節力検査がありますが、加齢による調節力低下（老視）があると、それに隠れて異常が検出できないのです。

さて、高次脳機能である調節や輻湊（ふくそう）開散系に異常がありそうだという考察や推定はできるものの、頭は直接打撲していないことや、脳の画像診断で異常が見られないことなど、それを可視化できる客観的検査データがないことから、彼女の「ぼやけて見えない」症状は、疑いのない真実だと誰もが認めてくれる状態にはありません。

それを理由に、ということなのか、加害者や保険会社は骨盤骨折は認めていますが、眼の症状は救済対象として認めていません。保険金目当ての詐病とはっきり口には出さないものの、どうもそのように思われているような気がすると彼女は言います。

神経の損傷がMRIに映らないから病気と認められない

頭頸部に直接打撲がなくても、むち打ちのような瞬間の外力、マイナスの加速度など、首に過度な伸展とその反動が起こったり、姿勢の急激なねじれで頸髄を含む脊髄に異常な外力がかかれば、頭頸部の損傷が生ずることは十分あり得ます。

この人のような視覚の高次脳機能障害は、頭を打っていない、MRI画像に原因となる変化が映らないというだけでなく、「視覚は眼が司(つかさど)っているのだから目が開いていれば見えるはず」という非科学的な妄信のため、長らく理解されないできました。それは私傷病

（当該事故などと無関係の病気やケガ）だ、心因性だ、詐病だと言われ、結果として被害者救済ではなく、むしろ加害者保護になっていると思います。この傾向はとくに日本でなぜか強いようです。

二〇世紀のはじめ、フランスのバレとリューによって、頸部の損傷でめまい、耳鳴り、頭頸部痛、目のかすみ、眼精疲労、その他いろいろな自律神経症状が起こることが報告されました（バレ・リュー症候群）。交通事故でこの女性と共通するめまいなどの症状が出現することは、当時から知られていたのです。ただ、この古い報告は症状の羅列がされているだけでした。原因は自律神経線維の損傷とされていますが、当時のことなので検査や画像で証明しているわけではありません。

症状だけを訴えられても、なかなか真実と思わないのが人間というものなのでしょうか、それともＭＲＩは万能だと思っているのでしょうか。ＭＲＩは脳の形を見るだけで、脳内の信号伝達までは見えていないのです。この症候群を認めない医師（彼らは認めない科学的根拠を持っているわけではありません）や、なるべく認めたくない保険会社や行政の姿勢が厳然としてあるのは事実です。

しかし、バレ・リュー症候群を持ち出すまでもなく、欧米ではすでにＭＴＢＩ（軽度外傷性脳損傷）という疾患が広く認識されています。これは軽微な外傷でも、また画像診断で検出できる異常がなくても症状が出る脳の損傷を指しています。ＭＴＢＩにおける視覚関連症状としてあげられているのは、調節障害、輻湊開散、眼球運動や視野の障害、光感度の上昇、眼精疲労などです。脳が司る総合的視機能とも言うべき動体視力が障害されやすいことを指摘している論文もあります。

そして、事故後にこうした視覚の不調を有して生活しなければならない人が増えている事態は大きな社会問題で、視覚リハビリテーションが重要であることを、イギリス・アストン大学のリチャード・Ａ・アームストロング氏は指摘しています。

日本でも、整形外科医の石橋徹氏が『軽度外傷性脳損傷』（金原出版）という啓発書を出版しています。世界保健機関（ＷＨＯ）が認めている病名であるにもかかわらず、日本ではあまり知られていません。高次脳研究の専門家と称する人たちもあまり注目していないのは不思議です。認めると保険の対象となる障害者が増え、財政を圧迫するからかもしれませんが、被害者救済の基本理念からは遠い話です。

石橋氏の本には、視覚のさまざまな症状が軽度外傷性脳損傷で出ることは記述されていますが、専門科の違いもあって踏み込んだ記述にはなっていません。もっとも、眼科医の大半も知らないという現実があるので、日本におけるこの領域の遅れは目を覆いたくなるほどです。

転んだあとに視覚異常と記憶障害、実は脳脊髄液が漏れていた

その人は、宅配便配送ひと筋のベテランで、六〇代の男性でした。

「ものがぼやけて見える」「眩(まぶ)しい」という訴えがありましたが、眼科で行なった視力検査は正常値で、異常がないと言われていました。しかし常にぼやけがあり、配送の途中で頭痛が出てくると、余計にぼやけてしまうそうです。リクライニングシートを倒してしばらく横になると改善しますが、やがて頭痛やぼやけが出るという繰り返しです。

とくに天気の良い日は眩しくて運転しにくく、日が陰ってから仕事をこなしているものの、苦しくて、治らないならもう仕事をやめようかと思っていると言います。私がしばしば考えながらカルテを記載していると、診察室に一緒にきていた同居の長男だという人が、

「先生、実はこのごろ、親父（おやじ）はちょっといろいろおかしいんです」と言い添えました。

「前は配送の順番をとても能率的にやってほめられていたのに、近ごろどうも同じ地域に何度も戻ったり、一回で済むマンションの上り下りを何度もしたりしながら仕事をしているようで、能率が悪いと若い上司に怒られるらしいのです。目が悪くなったからだと思うのですが……」

そこで私はもう少し詳しく聞くことにしました。

「そうなってきたのは、いつごろからですか」

「四、五か月くらい前でしょうか」

「追突されたとか、交通事故はありませんでしたか」

「無事故で、配送の能率も良く、何度も表彰されています」

と長男が言うと、本人は人の好（よ）さそうなてれ笑いを浮かべます。

「記憶が悪くなったり、探し物が多くなったりしていませんよね」

一般眼科では聞かないような質問ですが、これは大切なのです。

「年ですからね」と本人は言いますが、私より七、八歳は若い人です。

「ほら、カギの事件があっただろう」

長男が促しますが、本人が黙っていると、

「大事なロッカーのキーをなくしたんです。いつも入れておく場所にないので、ポケットやカバンを探したが、ない。さんざん探した挙句、仏壇の抽斗（ひきだし）にあった。仏壇に手を合わせることはあっても、あんなところにカギを入れることはふだんあり得ないんですが、無意識にしたんでしょうかね。近ごろ、親父は探し物ばかりしています」

「交通事故はないけど、転んだり、ケガもないんですよね」

私はしつこく聞きました。

「そういえば、配送の荷物を持って階段を降りたところで、足を踏み外して尻餅をついたことはありました。幸い大したケガもなく、荷物も無事でした」

「いつごろですか」

「もう何か月も前の話です」

「そうそう、腰が痛いとしばらく言っていたね、半年前ぐらいだろう」

視覚の高次脳機能障害と思われる「霧視（むし）」（対象が霧のようにかすんで見える）や「羞明（しゅうめい）」

があり、「地誌的障害」（道がわからなくなる）とまではいかないが配送順序の不適切、また若干の記憶障害といった認知機能の低下もありそうです。尻餅を契機に頭痛があって、横になると回復するということであれば、髄液が漏れている症状（**脳脊髄液減少症**）と似ていると気付いたのです。

そこで、知り合いの山王（さんのう）病院脳神経外科の高橋浩一医師に診てもらうことにしました。正解でした。二〇一六年からようやく保険適用になったブラッドパッチ（硬膜外自家血注入）治療を受けました。自分の血液で脳脊髄液が漏れている穴を塞ぐ目的です。彼はこれで、ぼやけも頭痛も劇的に改善しました。

このようにうまくいく例ばかりではありませんが、ふたたび嬉々（きき）として、一筋にやってきた配送の仕事を続けているそうです。

脳脊髄液減少症は当初、医師も認めなかった

ブラッドパッチ治療が保険適用になるまでの道のりは、容易なものではありませんでした。そもそも「脳脊髄液減少症」は日本発の病名ですが、発見したグループの見解に反対

する、この病態自体を認めない医師も少なからずいました（今でもいるようです）。

その中でようやく二〇一一年一〇月、診断基準がまとめられ、翌年六月、この療法が先進医療（厚労省が認めた一定の医療機関が行なってよい先進的治療で、全額自己負担で行なわれる）となりました。先進医療に認められることは、将来保険適用される準備段階だとされますが、医療費抑制の観点からか、なかなか適用にならない例もあります。

しかし四年後の二〇一六年には、この治療が保険適用になりました。これは医師の力というより、むしろこの症状に悩まされ続け、にもかかわらず、保険でも裁判でも認められにくかった当事者たちが、声を上げ続けた結果だと私は思います。

脳脊髄液減少症で闘病する宮城県の内科医、大平千秋氏が、同病者の署名を集めて、厚生労働大臣に提出したという新聞報道が二〇一五年にありました。当事者になって、はじめてその苦しみがわかるのだろうと思います。

頭頸部外傷により調節障害などが起こることは知識として知っていても、視力や視野に障害は出ないし、老視と同じようなものだからと軽く考えていたという後輩の眼科医がいました。彼は自分が追突によるむち打ち症になった後、実際にこの症状が出て、得意だった網膜硝子体(しょうしたい)手術をあきらめなければならない事態に陥りました。

「患者はずいぶん大げさに言うと思っていましたが、これは確かにひどい症状ですね」と実感を込めて私に語ったのを思い出します。視覚の高次脳機能障害は、視力などの数値には表せませんが、その人の生活に大きく影響する厳しい症状を起こし得るのです。

目の異常は化学物質の影響?

私の勤務先にいる三〇代の女性医師が大変なことになりました。数日前アパートに帰ると、入った瞬間から強いシンナー臭がしました。急いで部屋の換気を、と思って作業をしている間に気分が悪くなってきて、吐き気やめまいを感じ、がまんができずに外に出ました。とてもこのアパートでは寝起きはできないと、ホテルに移動したそうです。これは、外装工事が居住者に断りなく行なわれたために生じた事態で、翌日、施工者に現場に来て状態を確認するよう要請しましたが、少し待てば消えるからと取り合ってくれません。

生活や仕事に必要なものは、持ち出さねばならないため、その後も何度か部屋に戻りましたが、においは消えません。引火性のものが含まれていないか、ガス会社の人に来てもらったそうですが、その人もこれはひどい、気分が悪くなる、と言ったそうです。

本人はその後、ホテルと勤務先との往来だけしかしていなかったのですが、目のぼやけ、流涙、下痢、悪心が続き、頭も朦朧として、いつも通りの手順の診療さえ能率的に行なえなくなり、とうとう朝起きられない状態になったと言います。明らかな「**急性化学物質過敏症**」であり、専門医を受診することになりました。

私たちの住んでいる環境は、化学物質で溢れています。農薬、殺虫剤、除草剤、防蟻剤、防腐剤、保存剤、抗菌剤、消毒剤、柔軟剤、接着剤、染料、その他ビルや住宅関連に用いられるさまざまな物質があります。食物など口から入ってくる物質は、脳や視覚系に侵入するのに血液脳関門や血液網膜関門などのバリアを通過する必要がありますが、ガス状になったものは、皮膚や粘膜から、高濃度のものが容易に脳や視覚系に侵入してしまうので、より危険性が高いことになります。

殺傷能力の高い神経毒物は、使用に際し、さすがに厳しい規則があるものの、それに準ずるリスクを孕むおびただしい化学物質が、人間という生物の健康に短期的、長期的にどのような影響を与えるか、いちいち調べられてはいません。まして、複数の化学物質が複合した場合の人体への影響や、薬物の影響を受けやすい小児や高齢者への影響などは全く考慮されていません。大丈夫だろうという根拠のない予見のもとに、私たちはそうした化学物質を利用したり、それを含んだ環境の中に置かれたりして生活しているのです。

神経科学者の黒田洋一郎博士と木村‐黒田純子博士は、農薬などの環境化学物質が、日本に発達障害が増加している原因になっていると警告しています（『発達障害の原因と発症メカニズム』河出書房新社）。化学物質過敏症は、ある一つの強力な神経毒性物質に暴露する（有害な化学物質を体内に取りこむこと）と、ほかの多種類の物質にも過敏になることがあります。

それは地下鉄サリンテロの被害者の事例からも言えます（拙著『絶望からはじまる患者力』春秋社）。拙著の中で紹介したのは眼瞼けいれんを発症した例でした。**化学物質過敏症では、眼の調節障害、眼球運動など視覚の高次脳機能障害が起こりやすく、**重要な診断指標にもなっています。

第六章　手術・服薬で見えなくなった！

白内障手術をしたら見えなくなった

白内障手術は、受ける人の眼をより良く見える状態にするための手術です。事実、九九％以上の人は、手術により視力が改善するだけでなく、若返った、生活が積極的になった、歩く速度が速くなったなどの成果を享受します。

病院はもとより、街の眼科医にも腕自慢の白内障術者がおり、日帰り手術が行なわれています。わが国での手術数は、年間一〇〇万眼を超えていると言います。それがお手軽感をもたらすのでしょう、術後不適応の状態で、私の外来に来る人がかなりいらっしゃいます。

手術は人間が行ない、人間が受けるものである以上、手術の合併症を完全にゼロにすることはできません。しかし、この章で取り上げるのは合併症のことではなく、手術自体は大成功しても、「手術をしたら見えなくなった」状態や、「手術をしないほうがよかった」などと感じさせる、術後に起こり得る不適応のことです。それは、**強度近視や黄斑の病気を持っている人、あるいは隠れ斜視の人に、とくに多くみられます。**

医師がそれと気付いて慎重に対応し、患者と問題点を話し合っておけばトラブルはないはずなのですが、腕自慢の先生の中には、術後の影響を深く予見せず、手術することを優先してしまう人もいます。手術を行なった眼科医だけでは対応しきれない事例もまれに生じます。

白内障と緑内障という眼の二大疾患を持っていた七五歳の女性は、先ごろ、地元で両眼の白内障手術を受けて視力は改善しましたが、視野の異常感を強く訴えました。ところが、調べても術前と術後の視野はほぼ同等です。術者は心理的な問題が大きいと感じましたが、患者は精神科やメンタル科に行くことを頑強に拒みました。困った主治医は心療眼科が専門の私を紹介したのでした。

「両眼の視野が上下左右から押し寄せるように圧迫される」「とくに下から上へ防波堤が動くような感じで押し寄せる」、この患者は診察室でそう語りました。視野の状態を改めて確認すると、両眼とも上方の視野の中に明らかな感度低下がみられ、かなり進行した緑内障の視野異常だとわかりました。

その視野異常は、手術前に医師から指摘はされていましたが、本人は自覚していませんでした。ところが白内障を手術してから、このような視野の異常と思われる現象を自覚したのです。緑内障の視野異常は非常にゆっくり進行するので、中心近くまで異常が及ばないとなかなか自覚できません。とくに両眼で見ていると、左右の眼で視野をカバーしあうため気付きにくいのです。

白内障の手術をすれば、視覚の環境が一気に変化します。ものは眼で見ているのではなく、眼からの信号が脳に伝わってはじめて見えることを、本書では繰り返し述べてきたので、読者のみなさんはおわかりだと思いますが、**手術によって眼の環境が変われば、それに従って視覚情報の質が変わるので、信号を受け取る脳の側も対応を変更する必要があります。**チャンネルを合わせ直さなければいけないわけです。

脳機能の研究によれば、手術によって視覚環境が変化すると、脳はいったん不適応状態になるが、一日から数日のうちにふたたび適応すると言います。対応を変更するのに、そのくらいの時間がかかるということでしょう。しかし、中にはなかなか適応できないケースもあるのではないでしょうか。

彼女の場合も、手術後、長年使用してきた脳のチャンネルを新しいものに更新する際に、それまで気付かなかった視野異常に、脳が気付いたのではないかと私は思っています。

術後の環境変化に脳が適応するタイムラグがある

視覚環境の変化で、それまで気付かなかったことに突然気付いてしまう別の例をあげましょう。

「**先天性眼球振盪**（しんとう）（**眼振**）」では、生まれつき眼球が常に細かく揺れています。そのため、すべてのものが揺れて見えてさぞ困るだろうと思いますが、本人に揺れて見える自覚はありません。生まれつきなので、脳が揺れを消去してくれるのです。

ところが、視力が低下して眼鏡を変更したり、コンタクトレンズを新調したりするとき、患者は「外界が揺れて見える」ことを一時的に自覚することがあります。つまり矯正レンズで視覚の環境が変更されたことで、揺れに適応していた脳が一時的に適応しなくなると考えられるのです。

こういう例からも、手術を受けた七五歳の女性が、それまで認識していなかった視野の異常を前述のような形で自覚したことは納得できるでしょう。この説明をしたことで、彼女はだいぶホッとしたようです。受診当日は、手術直後よりは「視野による圧迫感」が減っていることを明かしてくれました。ただ、術後に体験したあの防波堤の感じが一種のトラウマになって、恐れや不安につながっていたようでした。

このケースは、私のところで一応の解決をみたのですが、術後不適応は、白内障に限られるわけではありません。角膜、網膜、硝子体(しょうしたい)、外眼筋(がいがんきん)など、あらゆる眼科手術で起こりえます。眼科手術は、当然感覚の質の変更を伴いますが、その多くは患者自身が自覚できます。都合の良い変化を起こして、快適になることが手術の目的です。たいていはそうなるでしょうし、また、当初は想定外、期待とやや異なる結果でも、やがて適応していくならば良いのです。

ただ、術後不適応の多くは薬物療法だけでは解決できないでしょう。症状が出現したメカニズムを十分理解した上で、医師や心理療法士らから適切な示唆を得ながら、認知行動療法を自身で編み出していかなければ、なかなか解決に至らないだろうと思います。

レーシック手術で「過矯正」「眼痛」

レーシックとは、コンピューターの計算通りに角膜を削って、屈折状態を変更する手術です。日常生活で眼鏡やコンタクトレンズでの矯正が不要になるため、近視の強い人が手術を受けるケースが大半です。ある研究では、この手術を受けた人の九五％が高い満足度を得ましたが、問題は残りの五％でした。

不満足因子は、「過矯正」「眼痛」が多いことにありました。

手術は通常、強い近視を、ごく弱い近視か、正視（近視でも遠視でもないゼロの状態）にすることが目的ですが、結果として目標より遠視側に傾いた場合を過矯正と言います。この場合、遠方はよく見えますが、近方にピントが合いにくくなります。

強度近視の人たちは、遠方視は不都合でも、近くは、見る対象物を適切な距離に置けば眼鏡なしでピントが合います。そのメリットは日常的なものなので、メリットと思っていないかもしれませんが、屈折矯正手術を受けて矯正されすぎるとそのメリットが失われるのです。

では、眼痛はどうでしょう。手術の内容から、目に直接眼痛の原因が生じることは考えにくく、あっても手術後一過性のものの場合がほとんどでしょう。しかし、これが慢性疼痛となったら、やはり生活に大きな支障が生じます。

　日本の法律は、いくら激しい疼痛が続いていても障害とは認めず、救済の手が伸びません。それは他者から見えないこと、そして疼痛は薬で治るものと信じられていることが理由でしょう。その点、運動障害は、他者から一目瞭然であり、その不都合に思いを馳（は）せやすいため、わかってもらいやすいのです。運動と感覚は、脳の二大巨頭と言える機能なのに、このように扱いに大きな差があります。

　さて、助けてもらえないなら、疼痛は慢性化させないことが必須ですが、そんなことは可能なのでしょうか。それはとても難しい課題です。東京女子医大神経精神科の西村勝治教授によると、日本人の成人の一三〜二三%が、頑固で治りにくい慢性疼痛を身体のどこかに持っていると言います。さらに彼は、薬物治療だけでなく「認知」「感情」「行動」といった側面をしっかり評価しながら、対策を講じるべきだと言います。

　慢性疼痛は精神科の病気ではありませんが、精神科医による評価や対策が参考になる領域です。

ほかの病気の内服薬で視力が徐々に低下?

さて、ここまでは手術のケースをみてきましたが、医師から処方される薬物が眼に影響を与えることはないのでしょうか。

国際的に見ても「薬漬け社会」となっている日本において、これは非常にクリティカルな問いです。薬には副作用はない、あるいは知らせないという空気が変化してきたのは、二〇世紀も終わりごろです。一九九六年には、調剤薬局から処方された薬剤にはその主な作用・副作用が書かれた薬剤情報提供書が必ず付されるようになりました。

一九八〇年に医薬品副作用被害救済制度ができ、二〇〇四年には独立行政法人「医薬品医療機器総合機構(PMDA)」が設立されました。PMDAは国民の命と健康を守るという絶対的な使命のもと、医薬品の副作用などによる健康被害救済業務が大きな柱になっています。副作用情報を製薬企業や医師からのみならず、使用している患者からも得ようとする、開かれた機構の誕生を思わせました。

しかし、私は何度も情報を提供したり、副作用の可能性がある事例の報告をしてきましたが、PMDAからは何の対応もなかったり、報告事例を「副作用と認めるだけの根拠に乏しい」として却下してくる場面に繰り返し出会っています。当初の理念通りに進んでいるのか疑問が残ります。

原因不明の両眼視神経症に苦しむ五〇代の女性が、関西の人からの紹介でやってきました。発症から三か月以上が経過し、すでにあらゆる検査がなされ、治療も試みられていましたが、次第に悪化していました。私の診察結果も、やはり原因が特定できる視神経症ではありませんでした。

診察の最後に、何かの治療のために内服している薬剤があるか尋ねました。あらゆる可能性を否定し原因不明とした症例で、ほかの病気で使用していた薬剤が原因だったという経験を何度かしていたからです。

彼女は潰瘍性大腸炎に対し「**メサラジン**」（商品名アサコール）という薬を使っていました。よく使われている薬ですし、そもそも消化器病のための薬剤なので、視神経という神経系の副作用はあり得ないだろうと、そのときは思いました。

しかし、どこか気になって、その夜、当該薬の添付文書を読み、また文献を検索しました。視神経への副作用は見つかりませんでしたが、「可逆性白質脳症」の症例が海外から一例報告されていました。視神経も「脳における白質」と同様、神経線維の束なので、性質が似ています。そこでご自宅に電話し、そのことを告げ、処方医に相談して許可が得られたら、一度休薬してはどうかと勧めました。幸い処方医はすぐに同意し、まだ確定する前から、副作用報告としてPMDAに報告する準備をはじめたそうです。

休薬して一か月経過すると、進行し続けていた視力低下が足踏みしはじめた、いくらか明るくなってきたとさえ感じた、と彼女が言います。そこで、副作用救済制度に申請書を出しました。しかし、返答は却下でした。

三、四か月経過すると、両眼とも〇・一を割っていた矯正視力が、〇・二、〇・三と上がってきました。〇・一が〇・二になるのは、〇・九が一・〇になるのとは違います。表された視力は対数視力（最小視角の逆数で表された小数視力）なので、〇・一と〇・二の間には大きな山があると言っていいでしょう。

副作用情報の共有のために

ＰＭＤＡが申請書を却下した理由を読むと、先にあげた薬物の副作用が女性の視神経症の原因としてあり得ないとは言っていませんでしたが、副作用かそうでないか判定できないというのです。この視神経症に明らかに別の原因が見つかっているとか、ほかに被疑薬（副作用の原因が疑われる薬）も使っていたというなら、却下もあり得るでしょう。しかし、彼女が視力低下した時点で使用していたのはこの薬だけです。

この制度は患者の救済が目的で、被疑薬と断定すべく完璧な証拠を得るためのものではないのですから、因果関係が不明だから却下するというのでは、少しも国民向けの制度になっていないのではないでしょうか。

彼女の視力はその後もじわじわと改善し、両眼とも〇・六の視力になり、日常生活に大きな支障はなくなりました。そこで、私はＰＭＤＡにもう一度申請書を出そうと提案しました。ところが彼女は、「もう結構です、回復してきましたし」と言ってきました。一度お上に却下された当事者は、心理的に相当へこみます。もういいです、という気持ちも理解できます。しかし私は、粘りました。

「救済のお金をもらうのが目的ではないのです。受理されても大した金額は出ないでしょう。しかし、この薬は潰瘍性大腸炎に効果がある良い薬だけに、多数の人に処方されます。

その中にはあなたのような副作用を持つ人がまた出てこないとも限りません。そのときに副作用として認知されていれば、早期にやめることで被害を最小限にできます。あなたのように」

彼女は、ようやく同意しました。私は右のことを、ＰＭＤＡへの申請書にとくに強調して書きました。そして再申請して二か月も経ったころでしょうか、「先生、通りました」というお電話を本人からいただきました。

副作用に対して過敏になりすぎ、医師に言わずに服用をやめてしまうと、その後に生じる身体の変化を正しく判定できなくなります。つまり、薬物治療を続けていないにもかかわらず、服用していないことを知らない医師は何らかの変化が生じたと誤認し、その後の治療方針を間違う可能性があります。その人固有の、新たな副作用を認識する機会を失う場合もあるでしょう。

一方、副作用について患者には知る権利があり、本人も医師も副作用をしっかり認識し観察を続けることで、正しい対応ができます。また、その薬の未知の副作用に気付く機会が増える可能性さえあります。

したがって、どんな薬物でも副作用が多少あるのは当然という考え方を根底に持ち、医師とのコミュニケーションを十分とりながら、作用と副作用の両者を適切に理解する姿勢が大切です。

薬物の副作用は長期間みないとわからない

一九八〇年代、私が留学していたイギリスでは、患者が「薬には副作用があるのは当たり前、それを知った上で作用を利用するのだ」という意識を持っている人が実に多くおり、日本人の意識とはずいぶん違うなと感じました。しかし二一世紀になって、日本も意識変化が起こってきたと感じたのもつかの間、副作用情報を認めたり、情報を集めたりという動きに鈍りが出てきているように思います。

その責任の一端は、患者側がこうした情報を正当に評価できず、うまく利用していないという実態にもあるでしょう。ただし、ＰＭＤＡの救済制度は、そうした実態をも見込んだものでなければいけないのではないでしょうか。「副作用被害救済制度」のメリットは、「副作用があるから悪い薬」というレッテルを貼ってしまう短絡を防止するだけでなく、

「薬ですから予期しない副作用はあり得るでしょう、そのときはできるだけ救済しますから報告してください」と言えることにもあると思います。

右に紹介した女性も残念ながら副作用被害に遭いました。けれどもその事実をＰＭＤＡが認めてくれた。次に誰かに同じことが起きたときはその人を助けられるかもしれないと思えるだけで、患者はいくらかでも副作用被害による心の痛手を軽くできるのです。

現在のＰＭＤＡでは、その薬の添付文書に書かれていない副作用について認めることはほとんどないという話を仄聞しました。効果のある薬物が多く使われていくうちに、それまで気付かなかった新たな副作用に気付くことは当然あるでしょう。薬物の副作用を開発中の治験で確認するといっても、その期間は短期的ですし、発売後でも長くて一年ぐらいしかモニターしていません。神経系の薬物では、蓄積効果、晩発の症状もあるので、一年では短すぎます。

刑事事件では冤罪を避けるために「疑わしきは罰せず」が常識です。しかし薬物に関する限り「疑わしきは罰する」でないといけません。せっかくのＰＭＤＡの素晴らしい理念を生かすには、あくまでこの姿勢でいかないと、国民の健康は守りきれないだろうと私は思っています。

睡眠導入薬が危ない――ベンゾジアゼピン眠症

「ベンゾジアゼピン系」の薬物や、それとほぼ同等の作用を持つ類似薬は、睡眠導入薬、精神安定剤、抗てんかん薬などとして、日本の医療界でも大量に用いられています。

私がこの薬剤に注目しだしたのは、以下のような経緯からです。

学校を卒業し、希望の企業で意気揚々と臨んだ新人研修を終えた女性（二三歳）は、現場で仕事をはじめると、思った以上に多忙で、ひとつひとつの仕事内容にも責任が課されました。覚悟していたことでもあったため、負けず嫌いの彼女は、残業も厭（いと）わずに頑張っていましたが、そのうちに入眠障害になってしまいました。

近所の内科では、気軽に「**エチゾラム**」（**商品名**「デパス」）という睡眠導入薬を出してくれました。これは精神安定剤、睡眠導入薬としてよく用いられるベンゾジアゼピン系薬物に類似した「**チエノジアゼピン系**」の薬物で、日本で開発され大ヒットした薬です。この薬を飲むと、確かに睡眠はとれますが、朝が眠い。昼間もときに、眠気に襲われます。

二週間もしたころです。朝、目を開けようとしても容易に開かず、指で無理やり開けざるを得ませんでした。これは異常事態だと、会社の産業医に相談したところ、私の外来を紹介されました。

私の外来は予約制で、予約が取れたのは彼女が産業医を訪れた一か月半後でした。

彼女によると、その後も同じようなことが起き、通勤途中でも何か眩しさを感じて不快な日々でした。本人は、もしかしてあの薬が合わないのではないかと考え、服用を中止したそうです。「そうしたら症状がだんだん改善し、今はなんでもなくなったが、そんなことってあるのでしょうか」と、処方した内科医に尋ねました。内科医は「そんなこと聞いたことがない、軽い薬だからあり得ないが、やめても構わない」と答えたそうです。

同じことを訊かれた私も、「そんなこと、あるともないとも言えない」と答えましたが、事実そういう経過なのだからと、記憶にとどめておくことにしました。

しばらくして、似たような訴えの四〇代の女性が来ました。眩しくて目が開けられないことがあるというのです。第二章で取り上げた、眼瞼けいれんとそっくりな訴えですが、眼瞼の不随意運動は見られず、私が開発した瞬目テストでも正常でした。

しかし念のため、「先日似たような訴えの人がいて、その人は睡眠導入薬をやめたら改善したと言います、あなたはそういう薬を使っていませんよね」と彼女に尋ねました。するとあにはからんや、二か月前から使っているという話でした。そこで、服用するのはどうしても睡眠がうまくいかない日だけにしてくれと、頼みました。

一か月後の再診では、「先生、やっぱりその薬が原因でした、やめたら一週間くらいで改善しました」と言うのです。

薬物が眼瞼けいれんの原因になることをイギリスの学術誌に発表

それから、眼瞼けいれんや、その予備軍のような症状を訴える人に、服薬歴を必ず聞くようになりました。その結果、次々と**この薬が関与していると思われる症例が見つかった**のです。それまで、抗精神病薬の連用で首や手足、顔の不随意運動が出現する「遅発性ジストニア」という副作用があることは知られていました。ところが、ベンゾジアゼピン系や類似薬での報告はなかったのです。

そこで、エチゾラムでの一三例の報告を、イギリスの神経学・神経外科学・精神神経学の専門誌に投稿しました。このような歴史のある一流学術誌の場合、二名から三名の審査委員が原稿を読んで、最終的に全員が推薦しないと掲載に至りません。

間もなく一人の審査員から重大な疑問が出ているので、この原稿は採用できないという通知が来ました。重大な疑問とは、「ベンゾジアゼピン系薬物の使用のされ方がおかしいのではないか。そうでなければこんなに多くの副作用が出るはずがない。著者らは何か誤認しているのではないか」というものでした。

ちょうど少し前に、世界でベンゾジアゼピンがどれだけ使われているかという調査結果を確認していたので、それを引用して、日本ではアメリカの六倍の量が処方されていること（人口はアメリカが日本の約二倍ですから、実質的には一二倍）、イギリスの二〇倍以上使用されていること、私どもの施設が、日本の眼瞼けいれん患者が集中して来院するセンターの一つであることなどを根拠に反論したところ、論文を短くすることを条件に、採用に至りました。それが二〇〇四年のことです。

その後、当該薬物を減薬中止して改善した一二例の報告や、薬物性眼瞼けいれんの脳の糖代謝をポジトロンＣＴで調べると、本態性（原因不明のという意味）眼瞼けいれんと同様、視床や淡蒼球（大脳基底核のうちレンズ核の内側にあり、太い有髄神経線維が多くある場所）といった脳の基底核の代謝が亢進していることなどを次々報告しました。ほかのグループからも、ベンゾジアゼピン系薬物が原因となっている眼瞼けいれんが少なからず存在することを示す報告が出ました。

眼科医向けの講演の機会をいただいたときには、こうした研究結果を前面に出して発表しました。おかげで、少しずつ認識が広まりましたが、肝心のエチゾラムやベンゾジアゼピン系薬物、薬理学的同効薬を処方することの多いメンタル科、精神科、内科などの関心の広がりは限られており、**「眩しい」「目が開けられない」などと訴える患者がいても、自ら処方した薬物に原因があると気付かない医師もまだまだ少なくありません。**

副作用の知識が大半の医師に行き渡るには、一〇年、二〇年とかかることがありますが、デパスの製造販売会社「三菱ウェルファーマ」（当時）の反応は早く、二〇〇四年に論文が出ると、すぐに私のところにやってきて調査し、添付文書に副作用として「眼瞼けいれん」を掲載しました。

私はほかの製薬会社も、それに倣うだろうと思い込んでいました。副作用報告をＰＭＤ

Aに出せば添付文書に追記されやすいと言った会社もありました。しかし、実際はそれはできませんでした。そのころには疑われる例が私の施設に集まったものだけで数百例にのぼっていたので、そのすべてを一例一例報告するのは現実的ではありませんから。一例、二例と報告されることしか想定していないこの副作用報告制度には、そぐわない規模になっていたからです。

多数例が論文として公開されても、それがすぐに添付文書記載に結びつくとは限らない現行の副作用認定のプロセスは、まことに大きな矛盾と欠陥を抱えた制度です。デパスを除けばいまだにどのベンゾジアゼピン系薬物や類似薬の添付文書にも、副作用として「眼瞼けいれん」の文字は見えません。

眼瞼けいれんとベンゾジアゼピン系薬物の深い関係

デパス以外の添付文書には記載されないまま一〇年以上が過ぎ、二〇一八年、私たちのグループは「日本における眼瞼けいれん」と題する、臨床観察研究を発表しました。当院で一年間に眼瞼けいれんと診断された初診患者約一一〇〇人について、訴える症状や経過を追跡調査した研究で、発症前に服薬していた薬物についても詳しく調査したものです。

まず対象となった眼瞼けいれん患者の約三分の一が、薬物が原因または誘因になっていると考えられました。薬物の服用内容や期間、眼瞼けいれんの初発の時期のわかった三五九例に見られた上位の薬物を図5に示します。

一位から八位まで、ベンゾジアゼピン系薬物を中心に、睡眠導入薬、安定剤がずらりと並んでいます。ただし一位のエチゾラムは、先述のようにチエノジアゼピン系に属し、二位の**「ゾルピデム」（商品名「マイスリー」）**は非ベンゾジアゼピン系に分類されますが、いずれも薬理作用はベンゾジアゼピン系と同等で、脳のＧＡＢＡＡという受容体について作動する薬物です。

なお、このグラフでは当該薬を含めて一～二剤のみの服用で出現した症例数をグレーの棒グラフで示しています。これは、多くの例では多剤の中にベンゾジアゼピン系などの薬物が入っているので、その薬だけが危険なのか、複数服用していることが危険なのか明言できないのに対し、一～二剤と被疑薬が少ない場合には、当該薬が原因である可能性は科学的観点からも格段に増大するからです。

図５　眼瞼けいれん患者の発症前の服用薬

Wakakura M et al; Neuro-Opthalmology 42:275-83, 2018 をもとに著者作成

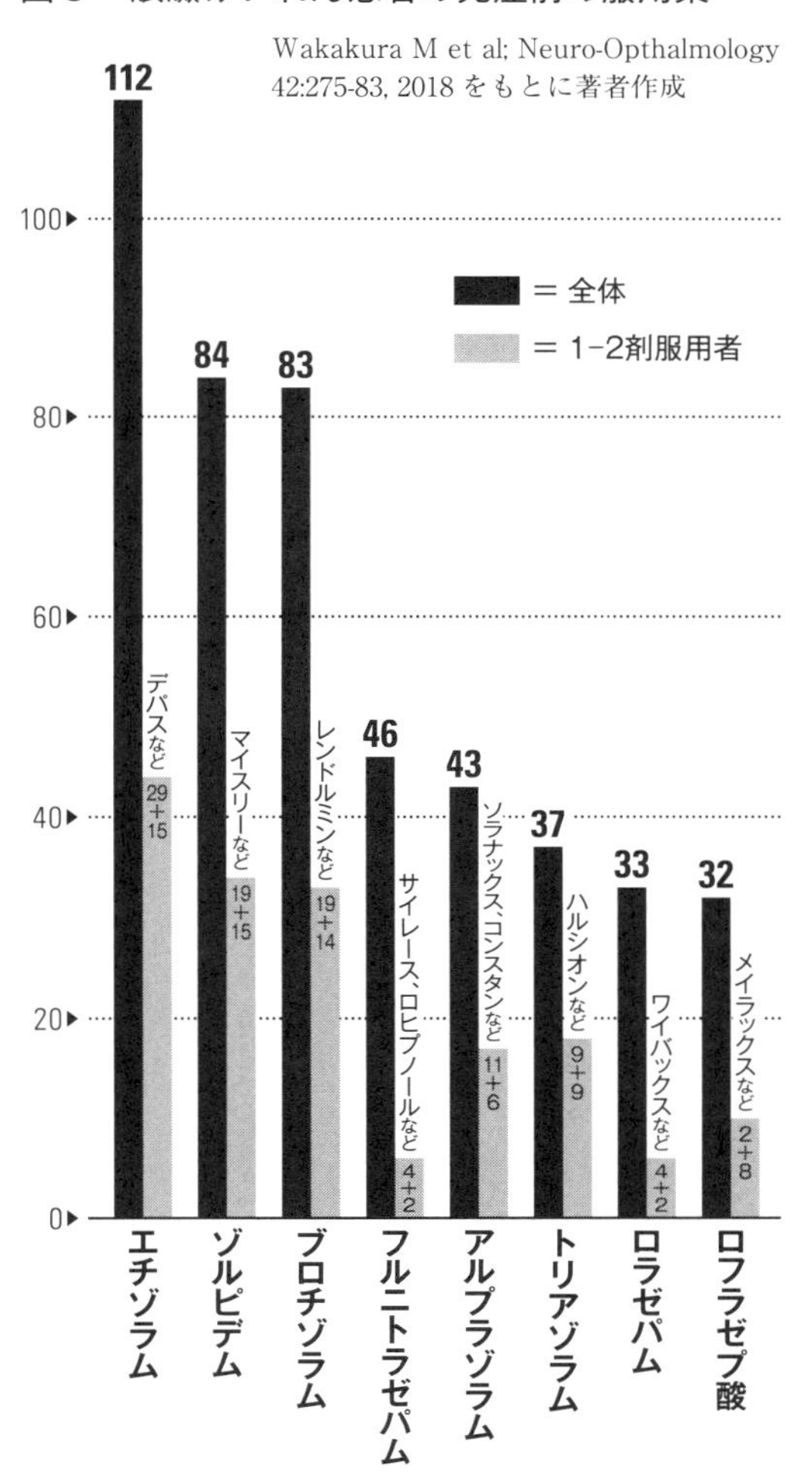

ちなみに、この図には記していませんが、九位以下二〇位までの一二剤のうち四剤も、ベンゾジアゼピン系薬物です。眼瞼けいれんという、生きていくのに実に苦しくつらい、そして慢性化しやすい病気と、比較的気軽に使われているベンゾジアゼピン系薬物との関連が、いかに深いかということがわかります。

それならば、こうした薬物を服用している人たちは、ただちにこの薬物の服用をやめたほうがいいのでしょうか。しかし、ここには「離脱症候群」という大問題が横たわっています。

国際的には「準麻薬」扱いのベンゾジアゼピン系薬物

ここで、ベンゾジアゼピン系薬物の歴史を少しだけ紐解いてみます。

この系統の薬物は使いやすい安定剤として一九六〇年代に出現しました。ところが、一九八〇年代からその依存性（使いはじめると心身がこの薬物に依存し、やめられなくなる）や、依存性からの脱却のため薬物を無理に中止すると、今度は「**離脱症候群**」が生じることが、主に欧州を中心に医学的な大問題となりました。

離脱症候群では、それまでの症状（たとえば薬物性眼瞼けいれんの諸症状）が一層重篤化して治りにくくなったり、新たな好ましくない全身症状が出現してくるのです。

一九九二年にイギリスで、ベンゾジアゼピン系薬物を処方されている一万四〇〇〇人の患者が、これらをつくる製薬企業に対し、その依存性や離脱症候群について医師たちに十分な警告を与えなかったと、集団訴訟を起こしました。

これに続く形で、二〇〇一年、ニューカッスル大学のＨ・アシュトン教授が、「アシュトンマニュアル」と呼ばれるベンゾジアゼピン系薬物の作用や減薬についてまとめたマニュアルを発表して以来、欧米でのこの薬に対する負の認識がとくに深まりました。またこの間に、この薬の連用者は認知症へのリスクが高くなるというエビデンスレベルの高い研究が複数出ました。さらに、国際的にも準麻薬として扱う動きが出、二〇一〇年に至り、国連の国際麻薬統制委員会から日本における不適切な使用、乱用についての警告が出るというお粗末な事態に至っています。

今日では本剤は、的確な薬剤が決まるまで一時避難的に利用すべき薬剤として位置づけられています。しかし、それは欧米先進国での話です。日本では多剤併用は診療報酬の点数が最近引き下げられたことなどから、若干反省期に入ったようにもみえますが、この薬の使用について、意識改革というところまでは及んでいません。

服用が長い人は「離脱症候群」になることも

さて、**私が現在外来で診ている患者の四割が「眼瞼けいれん」**です。一九九九年からこれまでのべ一万二〇〇〇人の眼瞼けいれん患者を診てきましたが、三分の一にあたる**四〇〇例が、薬物性もしくはその疑い**にあたります。連用が五年以内なら、離脱に成功する人が多いですが、連用している年数が長くなるにつれて離脱困難になったり、永続する離脱症候群が出やすくなるようです。

離脱症候群と思われる症例の中には、豆電球のようなわずかな光にも過剰な反応が起こり、失神してしまう重症な人もいます。この人は、ここ数年間、ほぼ暗室のみで生活しています。

離脱症候群は次第に改善するものだと豪語する臨床医がいるようですが、それは自分の限られた臨床経験や思い込みから言っているにすぎないと思います。永続する離脱症候群は、多くはないものの、現に存在します。事実がまさに証明しているのです。

豆電球の光にも反応し、失神してしまうこの人も、永続する眼球使用困難症候群と診断できますが、今のところ良い治療法はありません。しかし、今日の法律では視覚障害者と認定されたり、障害年金を受けたりする道はほぼ閉ざされているのです。気の毒という言葉では言い尽くせない不条理を感じています。

ベンゾジアゼピン系薬物や類似薬に関する日本の医療界の現状は、ここまで述べた内容でわかっていただけたと思います。つまり、**これらの薬を飲んでいる患者は、医師に判断を丸投げするのは危険なので自己防衛をしなくてはならない、**ということです。使う必要のない薬物は使わないに越したことはありませんが、使う場合でも必要最小限にとどめるべきで、漫然と連用すべきではありません。

とくに日本の睡眠商戦はものすごいものがあります。薬剤、サプリメント、寝具など、睡眠不足は心身に悪いという話を盛んに持ち出して喧伝（けんでん）し、メディアもそれに乗って、日本全体が「睡眠依存症」になっているようにみえます。

最近はベンゾジアゼピン系とは異なる睡眠関連薬が新たに出ています。今のところ、これらによる眼瞼けいれんの発症例はありません。どうしても薬なしの睡眠ができない人にとっては、意味があるでしょう。

ある睡眠学者は、六〇歳を過ぎたら六時間の睡眠で生理的に十分なのに、薬を用いて睡眠を確保することに汲々(きゆうきゆう)としている人が多いと言っていました。

私も若いころ、睡眠時眼球運動の研究で患者に協力していただき、一晩中、頭皮に電極をつけて脳波を記録分析する作業をしていました。被検者になってくれた人が朝起きてきて、

「先生、環境が違うから全然寝られなかった。時計を何度も見ていましたが、せいぜい三時間ですよ、寝られたのは」

などと言います。しかし、脳波を解析して見ると、確かに切れ切れではありますが、浅い眠りを含めると五、六時間は少なくとも眠っている、ということもありました。実感する睡眠時間と脳波上の睡眠時間（科学的な睡眠時間はこちらが正当）との間には、けっこう乖離(かいり)があるのです。

薬物を服用してでも睡眠時間を確保することと、睡眠導入薬の影響で眼瞼けいれんや認

知症になる確率を増すことと、どちらを選ぶべきでしょうか。そこは、個人個人が英知を働かせるべきです。

最近私は、薬物性眼瞼けいれんの予備軍とも言うべき症例を早期に発見するために「**ベンゾジアゼピン眼症**」という用語を提唱しています。この薬のせいではないかと自分で気付き、断薬したことで完全に改善した患者について前述しましたが、この例は、非常に早期に発見すればこの難病も改善させられる可能性を示しています。

第七章　精神医学とのコラボ

精神医学では「リエゾン精神医学」と称する新しい領域が、二〇世紀の終盤から日本でも急速に発達しました。リエゾンとは「結びつき」という意味のフランス語です。終末期医療、癌（がん）医療、救急医療など、死に直面していたり、自殺や自傷行為などのリスクがあったりする状況でとくにその必要性が高いので、身体科の医師と精神科が連携して（リエゾンして）患者に対応する、というわけです。

そして、眼科はそういう結びつきのほとんどない科だと、精神科医は異口同音に言ってきました。しかし、それは大きな間違いです。

序章で述べたように、私は十数年前から眼や視覚に関連する心身医学の必需性に気付き、心療眼科外来を開設するに至っています。そこには、眼球に原因を求めることができない目の痛みや高度の疲労感、手術後の不適応、失明恐怖、向精神薬の影響、さらには精神疾患に合併する視覚症状など、眼科だけでは対応しきれない問題が数多く存在します。

これまで眼科医は、その正体に迫ろうとせず、原因を無理やり眼球の問題にして、何度も眼鏡を変えさせたり、漫然と点眼薬を出し続けたりしてきました。それで埒が明かなければ、リエゾンの形で精神科とコラボレーションすればいいのに、単に眼科の領域ではないという理由で見捨ててしまっていたふしがあります。精神科医が眼科は関係の少ない科だと思ってきたのは、眼科医の側が問題意識を持って精神科医と連携しようとしてこなかったことにも原因があるのです。

私の心療眼科外来では、精神科や心療内科（最近はメンタル科などという呼称も流行っています）と連携して問題が解決していく例が少なくありません。私がよく相談する親友の精神科医は、「若倉のところの症例は、一般の精神科外来で診ている患者より重い人が多いね」などという感想を漏らします。

本章では、精神医学とのコラボにより実際に問題が解決していった例を紹介しながら、その重要性を語ってみたいと思います。

「目が苦しい」「目の息が続かない」

四八歳、事務職の男性の例を最初にあげましょう。

この人は「**目が苦しい**」「**目の息が続かない**」と言って受診しました。一年ほど前から両目が苦しい感じになり、ピントも合いにくく、パソコン作業を続ける根気がなくなっていました。眼科では「軽い遠視があるだけで、眼球には異常がない」という診断で、老視の年齢でもあるからと眼鏡を処方されました。それでも症状は全く良くならず、眼鏡のレンズを変えたり、三種類の眼鏡を持ってみたりと、都合五回も眼鏡を購入したそうです。

産業医の勧めでメンタルクリニックに行きましたが、うつ病ではないと言われ、安定剤としてエチゾラムが処方されました。一時的に改善したと思う時期もあったようですが長続きせず、やがてメンタルクリニックの医師から、別の眼科に行ってみたらよいと勧められ、私どものところへやってきたのです。

この男性はまさに「目が苦しい」「目の息が続かない」という表現がピッタリ当てはまる症状を持っていました。**午前中は、息切れしながらも何とか事務仕事ができましたが、午後になるとだんだん目の奥や周囲の執拗（しつよう）な痛みに変化**してきて、とても仕事が継続できない状態になったと言います。

月曜から水曜まで、しかも午前中だけ仕事をするのが限界で、木曜以降はとても仕事にならず、無理に続けると悪心や頭痛で寝込んでしまうそうです。

私の外来で測定した遠方視の視力も、手元の視力も正常であり、先の眼科と同様、眼球に異常は一切ありませんでした。もっとも、測定している視力はいわば瞬発力を診ているのであり、本人の言う「目の息が続かない」にあたるであろう持久力は測れないのですから、本人の自覚を否定することはできません。

そもそも、**視力や視野検査でその時点の各機能を確認できても、それが長時間保たれるかどうかは保証されません。**そのことに疑問を持つ医師もみたことがありません。

しかし、私もそれなりに年を重ねてきたため、検査値が良いからといってその人が長い時間、楽に見えているかというと、そうとも言えないことを、次第に自身でも実感しています。以前は二時間でも三時間でも平気で本を読んだり、執筆を続けたりできましたが、近ごろは三〇分も続けると、一息入れたくなります。これは加齢による生理的変化が原因でしょうが、ここに病が加われば、ことはもっと深刻になるでしょう。

当該部位に病変がないのに痛い――「眼疼痛性障害」

さて、私はこの男性に「**眼疼痛性障害**」という病名をつけました（アメリカ精神神経学会の新しいバージョンの分類では「疼痛が主体の身体症状症」と言いますが、前のバージョンで提唱された「疼痛性障害」のほうが使いやすいので、本書ではこの語を使います）。

疼痛性障害とは、身体表現性障害の一つとして分類され、①部位（この人の場合は眼部）に病気が存在するかのような症状（痛み）があること、②しかし、その部位には痛みを説明できる十分な病変がないこと、③その症状が生活において相当な機能障害を生じさせていること、の三つの要件を満たしているものです。症状発現の背景には、心理的要因が一定の役割を果たしている可能性があるものの、必ずしも因果関係が証明されるとは限らず、診断の必要条件でもありません。

彼には、まず少なくとも三か月は休職をすべきだと勧め、診断書を書きました。このころ、私は類似症例をいくつも抱えており、友人の精神科医に教えを乞うたり、文献を調べたりしていました。文献上は、眼の疼痛性障害についての記載はほとんど見つかりませんでしたが、疼痛部位に病気のない舌痛症、歯痛症、耳痛症などの記載なりありました。

私は、痛みは眼の病気や状態から来ているのではなく、現在の仕事や人間関係などが発症のきっかけになっている可能性もあるので、いったん休むことが回復への誘導になり得ることを説明しました。また、痛みの軽減を助ける目的で、ある種の抗うつ薬を試してみることを提案しました。

薬物治療に際しては、日本ではこのようなときに、安易にベンゾジアゼピン系などの安定剤を出すことが多いのですが、前述のように、この種の薬剤は依存性が高く、眼に関しては、しばしばぼやけ、羞明（しゅうめい）、痛みの原因になり得ることから、私は採用しません。

使用した抗うつ薬は、欧米では第一選択に用いられることが多い、脳内のセロトニンやアドレナリンの濃度を上げようとする薬です。服用初期に悪心などの副作用が出る人がいますが、やがておさまる場合が多いことから、そのことをあらかじめ説明した上で、少量からはじめました。

ちなみに、私は友人の精神科医のアドバイスもあり、向精神薬を使用する場合、基本的には単剤です。というのは、薬物の開発は、単剤でどれだけの作用、副作用が出現するかという視点で行なわれ、二剤以上複合させたときにどうなるかについては、検証されていないからです。欧米の精神科医が単剤、多くても二剤までしか使用しないのには、こういう背景があるのです。

服薬と退職で症状が改善

しかし、日本の精神科医やメンタル関係の診療施設では、製薬会社の宣伝に乗ってしまっているのか、薬漬け医療が文化になってしまったのか、多剤併用が当たり前になっています。

これは眼科医療における環境と大きく違います。たとえば、緑内障用の点眼薬は多くの種類がありますが、治療は一剤からというのが常識です。二剤以上の場合はどの組み合わせが良いかの研究が多数見られ、漫然と多種類の点眼薬が使われることはありません。同種の薬理作用がある薬を重複して出したりすると、診療点数を削られてしまいます（減点された分は病院側が負担しなければならない事態になります）。精神医学の領域では、そういうことがあまりないのでしょうか、野放しに近い形にみえます。

先述の精神科医は、神経薬理学の専門家でもあり、こうした傾向に批判的です。そのため私も影響を受けていると言えましょう。

もう一つは、二剤以上必要な複雑な症例は、もはや私の手に負えるものではないということも言えます。それならば、はじめから精神科医を紹介すればいいと思う人がいるかもしれませんが、目の痛みだから、目薬くらいで治るだろうという軽い気持ちで眼科医を受診した人に、精神科に行くように告げると、驚き、かえって抵抗してしまうのです。

神経眼科、心療眼科を標榜(ひょうぼう)している以上、できるところまでは私が責任を持ち、それでも解決できなければ精神科医に依頼するというプロセスを踏めば、患者本人も納得します。他科から精神科に紹介されてくる場合、患者本人が精神科受診に納得しておらず治療に入りにくいケースが多いそうですが、私から紹介されるケースではそれがないと、ある大学の精神科医が驚いていました。それはこのようなやり取りが事前にあるからだと思われます。

この男性は会社との話し合いで、結局休職でなく、退職の道を選んだのですが、薬が奏効したか、退職が奏効したか、その両方かわかりませんが、半年以上をかけて痛みは少しずつ改善しました。薬剤は漸減していきました。受診から一年半ほど経過してから、就活を開始し、キャリアカウンセラーの職を得ました。

ところが、仕事を再開してから、また眼痛が出てきたので、薬物の調整をし、三か月ごとの来院時に比較的時間をとって話をうかがうようにしながら、約一〇年、六〇歳までは働きたいと言っていた希望の年齢を超えるところまできています。

眼科では、疼痛性障害を知らない医師が大変多く、眼痛を訴える患者が受診すると、無理やりにでも眼の病気として説明してしまいがちです。実は、眼の表面は角膜、粘膜でできているので、顕微鏡でこれをつぶさに見ると、何らかの変化はたいてい見つけられるためだと思われます。「この程度でそんなに痛いかな」などと疑問を持ちながらも、眼のせいにしてしまうのだろうと思います。

そうした誤った判断が、正しい対応に結びつくまでの時間の浪費につながります。

内外の学術論文にも書かれていない、うつ病で視力低下

うつ病にはさまざまな身体症状、たとえば意欲低下、睡眠障害や消化器症状が出現しや

すいことが知られています。ところが、どの専門書を見ても、過去の内外の学術論文を検索しても、うつ病で視力低下という眼症状が出現することは書かれていません。

しかし、私はこれまで、少なくとも**うつ病で三例、双極性障害（躁うつ病）で一例の視力低下を経験**しています。はじめて経験したのは一〇年以上前で、次の例です。

三〇代の男性。両眼の視力低下と目の疲労感で来院、とくにパソコン、発光体を見ていると疲れがひどいと訴えました。矯正視力は右〇・五、左〇・四と下がっていましたが、それを説明できる眼病変はありませんでした。

確定診断がこの時点でできないので、次の週にさらなる検査と経過観察のための再診をしてもらったところ、視力は同様に低下したままでした。このとき、半月前に会社で異動があり昇任したが、今回の症状が出現した上に、多忙が過ぎて疲労がひどく、先ごろ休職を申し出たところだとの報告がありました。また、不眠が続き、近所の内科から睡眠導入薬が処方されていることが判明しました。気分障害（抑うつ状態）である可能性を考えていましたが、もう少し様子を見ることにしました。

次の再診予定日の前日、「さらに見えなくなっている上に、会社にも病院にも行こうとせず、死にたいと言っているがどうしたらよいか」と父親からの悲痛な電話を受けました。これは、眼科に来るよりもまず精神科に行くべきだと判断した私は、友人の精神科医への紹介状を書きました。精神科医からの返信は次のようなものでした。

「典型的な抑うつ症候がそろっており、うつ病と考えられる。抗うつ薬療法を強化しつつ経過をみます」

入院治療し、八か月後に久しぶりに外来に現れた彼の表情は明るいものでした。開口一番「目もだいぶいいです」と笑顔で報告し、やがて職場に復帰しました。しかし、私としては再診時に精神科に紹介することを躊躇し、待ってしまった自分の判断は間違いであったと反省していました。

その体験は、次の人に活(い)かされました。

「眼精疲労」や「白内障」で片付けられてしまう

五二歳の女性は、独居老人施設に勤務しています。

独居老人の世話は容易ではなく、一所懸命やっていても「何もしてくれない」「食事もくれない」などとあらぬ誹り（そし）を受けたり、「おばさんは出て行け」などと暴言を吐かれることもあるとのことです。相手には認知症があるので仕方がないと思いながらも、こういう日々が続くと心は晴れません。

やがて、**両眼が硬直するような気分の悪さ**が襲ってきて、ものが見えにくくなりました。近所の眼科に行くと「眼精疲労」だとして点眼薬を処方されましたが、全く良くなりません。別の眼科では、視力が少し落ちているのは白内障のためでしょうと診断されましたが、目の不快感は気のせいだと取り合ってくれませんでした。

症状はだんだんひどくなり、物事に集中できず、眠れない日も多くなって仕事に支障をきたすようになりました。

私の外来を訪れた彼女は、明らかに憔悴（しょうすい）した表情でした。眼球に症状を説明できるような病変はなかったため、抑うつの程度を調べる質問票に回答してもらうと、高度の気分障害（うつ状態）が示唆されました。

質問票は、この一週間で次のことが何日くらいありましたかという二〇の質問に対して、「ない」から「五日以上」まで四段階で評価して合計点を出すものです。健常な人でも同

様の状態は少しはあるため、そうしたことまで勘案した評価法を用いることになっていま
す。

　二〇の質問のいくつかを拾ってみると、「ふだんは何でもないことがわずらわしい」「物事に集中できない」「憂鬱だ」「過去のことについてくよくよ考える」「なかなか眠れない」「皆がよそよそしいと思う」「ふだんより口数が少ない、口が重い」「仕事が手につかない」などで、彼女は明らかに異常の領域に入っていました。精神科医に紹介することにしましたが、多くの患者は、精神科に紹介すると言うと、驚いたり抵抗したりします。この人もそうでした。

「ものは、眼で見ているのではなく、最終的には脳で見ているのです。あなたの目の症状は、眼そのものに原因があるのではなく、脳の神経回路に不調が生じたからだと思います。私の友人の精神科医はそういう例を多く診て、適切な対応をしてくれるから行ってみてください。その後また、私も診ますから」

　私がこう説明すると、ようやく従ってくれました。案の定、診断はうつ病で、適切な薬物治療で改善したのでした。

うつ病では、種々の身体症状が出ることは知っていても、視力低下が生じる可能性があることを認識している精神科医はあまりいません。眼科医となるとさらに少ないでしょう。それゆえ、この状態は見逃されやすいのではないかと思っています。

救われる道筋がない、視覚障害が原因の精神障害

ここまでは、うつ病が視覚障害という身体症状として表面化した例を取り上げ、早めに適切な診断・治療がなされれば、回復が見込めるというお話をしました。

眼科医としてより問題なのは、器質的な原因で視覚障害が生じている人に、次の段階として心の問題が出てきた場合です。そういう人は視覚の不自由さに加えて、しばしば二次的に抑うつ、不安、不眠、焦燥や絶望感にさいなまれます。

にもかかわらず、二次障害については障害者等級は全く考慮されません。それに準ずる形で評価される生命保険や障害年金、あるいはいろいろな福祉介護サービスでも、問題としてほとんど取り上げてもらえません。

本来的な「うつ病」は治療の指針があり、それなりの社会的支援が受けられますが、視

覚障害というハンディキャップがある上に、うつ症状が強く出てきて仕事や勉学ができなくなる状態、つまり視覚と精神の二重の障害があっても、二倍の支援や保障どころか、むしろ何も受けられない可能性が高いのです。

その人が精神神経科や心療内科を訪れたとしても、もともとの原因が「視覚障害」だと、それは眼科の問題とされ、必ずしも適切な対応がなされないのが現状です。精神科医は精神自体に病気をきたしたものに主たる関心があり、視覚障害を契機に精神に障害をきたした場合は、関心が薄くなるのもわかります。

逆に眼科は、視覚障害の原因になった病気には関心があっても、付随して生じた精神の症状については、領域外として関心を持ちません。

つまり、どちらの科からも関心が持たれず、そういう人たちは、原疾患の回復への道が閉ざされると、もはや医療の土俵から外れてしまいます。しかもこの場合、精神障害の程度がいくら高度でも、障害年金や精神障害者として認定されず、福祉の土俵からも外れるという、悲惨なことになるのです。

どうしても二次障害が重い場合には、眼の一次障害を不問にして「抑うつ状態」が一次

的に生じているのだと解釈してもらえないかと、精神科医に相談することもあります。眼科の数値による判定より、数値によらない精神科の判定のほうが、医師の裁量の範囲が広い傾向があるので、それを使わせてもらおうという考えです。しかし、ほとんどの場合断られ、このような方便は使えません。

さらに、「精神の障害」でも、うつ病や統合失調症以外の場合は、障害者と認定されにくいという現状があります。このような複合的な心の問題にも配慮した、言いかえれば、患者の実態に即した制度へ、抜本的な改革が求められるでしょう。そうすれば、このような方便は不要となります。

母系遺伝の視覚障害――「レーベル病」

視覚障害になると、その人だけでなく周囲の生活や心理状態に大きな変化をもたらし、また精神の不調が眼や視覚にさまざまな不調を引き起こします。

ここに遺伝の問題が絡むとさらに複雑で、患者も肉親も精神的に追い詰められ、担当する医師も大きな悩みを抱えることになります。

「何でこんな病気になる自分を産んだんだ」

親からの遺伝子を受け継いで病気になった子から、このような言葉を発せられたら、親はどうしてよいかわからなくなるでしょう。

「**レーベル遺伝性視神経症**（レーベル病）」という両眼の視神経が萎縮してくる病気があります。これは「ミトコンドリアＤＮＡの変異が原因の母系遺伝の病」で、高度の視覚障害に陥った子を持つ母親から、「自分の責任だ、自分は生きていていいのだろうか」と泣きながらの相談を受けたことがあります。

ミトコンドリアは細胞内の自家発電所のような小器官で、母親の卵子の遺伝子情報が伝わる仕組みなので、ミトコンドリアＤＮＡ検査は母子鑑定にも利用されています。

患者や家族が、そのことを知ると、母親は責任を感じてしまい、まして患者である子どもから冒頭のように難詰されたら、それこそ立つ瀬がなくなります。こんな場合、むしろ母親のための心のケアが必要になるでしょう。

もしその病気が治るものであれば、そのことを笑い飛ばすこともできるでしょう。ところが今の医学では、病気のメカニズムはだいぶわかってきたものの、それを治す手段は必ずしもそろっていません。つまり、医師はメカニズムについての知識を提供することはできても、それを克服する手段は十分に持っていないという、実に中途半端な条件下で診療せざるを得ないのです。

高校時代に発症したある患者は地方在住の人で、不可逆的な視覚障害に至ったときは、これを受け入れることができず、毎日うつうつとして過ごし、進学の道も就職の道も閉ざされたと言います。甥に同じ病気が発症すると、「あの家に近寄ると病気が移る」という噂が立ったそうです。

「人の噂も七五日」とはとてもいかず、非文明的で時代錯誤な噂は、むしろ膨らみながら地域の中に浸透していったようです。平和だったこの家庭の人々は、周囲の誰とも没交渉になっていき、噂を修正する術や気力もないまま疲弊していきます。

患者は当初こそ、母親を呪い、また自分の価値を自ら貶める日々だったようですが、やがて状況を克服し、専門学校に入りました。鍼灸マッサージ師の国家資格を取得すると、地元で鍼灸院を開業したのです。

しかし、近所からは患者が集まらず、なかなか軌道に乗らなかったようですが、それでも、まじめに続けているうちに、だんだん遠方からの客が増えてきました。今では、同じ病気になった甥の学費を援助してあげられるまでになっているそうです。

このように、視覚障害という、言葉にすればたった四文字の熟語の中に、実にさまざまな人間社会の慙愧に堪えない問題が含まれています。視覚障害があるからといって、その人の人間的価値が低下するわけではありません。親や祖先からの遺伝は、病に関する負の遺産ばかりではなく、それよりはるかに大きな量の、健康な肉体や精神や知恵、そして人生のさまざまな宝物まで与えてくれているはずです。

そう気付かせる成熟した社会の醸成を、これからの日本に期待したいものです。

第八章　患者自身が賢くなろう

この章では、医療を医師に、福祉を国や自治体にただ預ける受け身的な姿勢ではなく、患者自身も積極的に自身の健康や症状、病に関わっていかなければいけないことについて述べたいと思います。

片眼失明とわが国のセーフティーネット

神経眼科で扱われる症例で最も頻度が高いのは、種々の視神経炎、視神経症といった視神経疾患です。これらの病は、治療によって必ず改善するとは限らず、視覚障害者になっていく人もいます。改善が見られても、片眼がほとんど使えなくなったり、視覚障害者の基準には到達しないけれども、永続的な後遺症を持つようになる人もいます。

また疾患が進行性であったり、いったん回復しても再発を心配したりと、発病したために不具合、不自由、不安を抱えなければならないケースが多くあります。こうした状況は、健常者にはなかなか実感的な想像ができないでしょうが、本人にとってはとても厳しいものです。

たとえば、片眼の視力が一定以上低下すると、それまでできていた両眼視機能が働かなくなり、距離感、奥行き感、立体感が欠如してきます。試しに片眼に眼帯をして階段を駆け下りてみると、大半の人はできませんし、無理やりすると転んでケガをします。両眼視というのは、それほど大切なものです。

それだけでなく、片眼視では疲労度が大いに増し、持久力が著しく落ちますし、錯覚や間違いも増える可能性がありますから、仕事への影響も少なくないはずです。しかし、そういう不具合、不調、不安は通常の眼科検査では測定されませんし、数値化する指標もありません。

不調や不具合にもやがて慣れてくる、という論文は多くあります。確かに慣れるでしょうが、それらは、日常生活において両眼でできることがどこまで可能になるか、作業能率や心身に負担なく、かつ持続可能な時間まで視野に入れた研究ではありません。

身体障害者障害程度等級表を見ると、片方の上肢の機能を失うと二級、片方の下肢の機能を失えば三級となっています。これらの障害も慣れることは慣れるでしょうが、だから救済しなくてよいということにはなっていません。

ところが眼の場合は、片眼の機能が失われただけでは、障害認定がされません。耳の場合もそうです。眼や耳は両方が機能してはじめて意味づけされる感覚器であって、眼にしろ耳にしろ、予備のために二個あるわけではないのです。

上肢や下肢の機能廃絶は目に見えますが、感覚器の障害は外見ではわからず、視力や視野のように数字に頼るだけの基準になっているため、どれだけ日常生活において不自由なのかという視点が完全に抜け落ちています。

制度の欠点は、片眼失明の問題だけではありません。第二章で取り上げた松果体嚢胞（しょうかたいのうほう）の三〇代女性や、第四章で紹介した上斜筋（じょうしゃきん）ミオキミアの女性記者も、安全で確かな治療法がない以上、かなりの不自由を抱えたままこれからの社会生活を送っていかなければなりません。しかし、いくら不自由でも、視力視野には異常がないので、現行制度では公的な救済や支援は得られないのです。よほど家族や職場に理解がないと、彼女らは公的支援のある誰もが認める障害者よりもずっと厳しく、風当たりの強い状況で生きていかざるを得なくなるでしょう。

不可逆的な両眼の視力、視野障害を持つことになったある中年の男性患者は、そのことを上司に告げ、少し仕事の負担を減らしてもらえないかと相談すると、「障害者になったのか？　手帳があれば障害者雇用枠に入れることができるぞ」と上司に言われたそうです。しかし、その基準に達していないことがわかると、

「君は目が悪いんじゃないんだ、むしろ頭が悪くてやる気がないだけなんだ」

などと罵倒され、休職期間が満期になったら肩を叩かれそうだと、診察室で悲痛な表情を浮かべ語っていました。

患者を拒絶するかのような日本の公的支援制度

視覚障害者に対する国の主たるセーフティーネットとしては、「身体障害者手帳交付」と、国民年金と厚生年金という二階建て構造を有する「障害年金」がありますが、日本のこの公的支援制度は、視覚障害者らにとって極めてアクセシビリティーが悪く、まるで行政側が申請しないでくれと拒絶しているようにさえみえます。イギリスが「アイケアリエゾンオフィサー（ＥＣＬＯ）」という職種を置いて、地域の行政と綿密につながり、視覚障

害者を積極的に救済していこうという、当事者に寄り添う開かれたシステムを持っているのとは極めて対照的です。

厚生年金保険法施行令においては、片眼の視力が〇・一以下のものは、障害年金は支給されませんが、障害手当金（一時金）が受給できることになっています。この基準は、障害者手帳の等級と全く異なるルールで、法律間の整合性に欠けるところです。これについては眼科医も意外と知りません（関心がありません）。なお、この基準が適用されるのは厚生年金加入者だけで、障害手当金相当の障害でも国民年金だけの人は該当しません（私は制度上の差別だと思っています）。

厚生年金保険法には、症状固定（治癒）していなければ、三級の障害年金が継続的に支給される、つまり格上げされるとしています。とても良いことにみえますが、障害年金が支給されるこの制度を生かそうとしない年金機構側の姿勢が近ごろ目立つと感じています。保険者側（年金を支払う側）が症状固定にこだわり、医師も深く考えることなく症状固定と判断してしまう例がよくみられるのです。つまり、三級に認定されると年金として継続支給の必要が生じるが、「症状固定」とすれば一時金の支払いのみで済むため、保険者側は三級認定をできるだけ避ける傾向がある、ということです。さらに、福祉制度については診断・治療という医師の本務と遠いためか、関心を持たない医師が保険者側に誘導されて「症状固定」と判断しているケースもみかけます。

結局、障害者自身が制度を勉強して賢くならないと、制度の有効活用に失敗することになる仕組みと言えます。

視覚障害に対するわが国の制度の問題点

次に、視覚障害者への公的支援の現況が、欧米先進国と日本でどのように違うのか、数字を出して比較したいと思います。

日本で視覚障害者となって障害者手帳を交付されているのは、厚労省の発表によると、ここ数年間は約三三〜三五万人で、ほとんど上下していません。これは、日本の人口の約〇・三%にあたります。

一方、文献などで各国の状況をみると、アメリカで視覚障害者に登録されているのは人口の二・三%、フランスは二・二%となっています。イギリスでは該当者が三%いると書かれていますが、登録している人は〇・五％でした。イギリスでは国民への福祉政策が進んでいて、必ずしも視覚障害として登録しなくても必要な福祉サービスが得られるからです。

こうした国々における医学の水準は日本と同等でしょうし、国民が医学の恩恵を得られる機会でも大差がないでしょうから、視覚障害者が日本も人口の二～三％存在するとしたら、視覚障害で手帳を得ている人の数は、（〇・三％なので）一〇分の一程度ということになります。

ここで、全世界を対象とした視覚障害者数を、ＷＨＯ（世界保健機関）のホームページで見てみましょう。世界で遠方または近方の矯正視力に多少なりとも障害があるとされる人の数は、おおむね一三億人と推定されています。さらに、軽度障害（良いほうの矯正視力が〇・五～〇・三三）は一億八八五〇万人、中等度（〇・三三～〇・一）と重度障害（〇・一～〇・〇二）を合わせると、二億一七〇〇万人、そして、ＷＨＯでは〇・〇五未満を失明としていて、これは三六〇〇万人と推定されています。地球の人口は七六億人ですから、中等度障害以上は約三・三％、失明者のみでは約〇・五％です。

もちろん、発展途上国を含めた平均の数字ですから、これは先進各国よりは高い数字が出ていると考えられますが、失明者〇・五％は先ほど見た日本の〇・三％に近い数字です。言いかえると、欧米先進国では中等度以上の視覚障害者に救済の手が差し伸べられているのに対し、日本は失明かそれに非常に近い人にしか救済の手が差し伸べられていない国だとほぼ断言できるのです。

ところで、障害者全体の数はどのくらいいるのでしょうか。調査年や基準にばらつきがあるので参考値ですが、アメリカでは全人口の約二〇％、イギリスは一五歳以上の約二〇％、ＥＵ全体では約一八％という数値が出ています。日本の「久山町研究」（日本の代表的大規模疫学的研究、九州大学が福岡県久山町で行なった）でも、人口の二〇・一％が障害者に相当するという数値を出しています。

そして、厚労省調査で身体障害者手帳を有しているのは、人口の四％ですから、障害者全体が二〇％いるとすれば、その五分の一しか救済していないことになります。

それにしても、視覚障害で手帳を得ている人の数が約一〇分の一という割合は、身体障害者全体の五分の一と比べ、あまりにも差別的に低い数値です。救済される視覚障害者が少なくとも今の二倍にはなるよう、もっと基準を緩めないと数字の上で他の障害者基準と平等化されません。

さらに付け加えれば、これからも増え続けることが予測される中等度以上の視覚障害者をどうするかについて、喫緊の問題として取り組もうというのが世界の趨勢です。ところが日本では、軽度、中等度、重度の視覚障害者が何人いるのかの調査さえありません。関心がないのです。

回復が見込めないそうした障害者を、国の社会福祉が関心を持って支援、救済しようとしない社会では、意欲や能力があるのに不運にも障害を持ってしまった人たちの、社会復帰、社会貢献の機会を奪い、人材をいたずらに損失し続けていることになると思います。

国がそういう冷たさを示せば、国全体の雰囲気が、障害者、病者を理解する温かいものになるわけもないでしょう。視覚障害があるからといって、その人の持つ人格や能力の価値が下がるものではないという当たり前のことを、もう一度国も国民も熟慮すべきだと思います。

医師を本気にさせるべし

不特定多数の患者を診ている医師は、一人ひとりの患者に対し、平等に全力投球しているでしょうか。もちろん建前では「そうだ」と言うでしょう。しかし現代の日本の医療では、一人ひとりに十分時間をかけて説明する時間的ゆとりが与えられていません。

そういう事態を放置して、二〇二八年を境に医師の数が過剰になるなどとする厚労省の推計はナンセンスだという思いを強くします。それはともかく、そうした医療環境では、医師はどうしても優先順位をつけて診療を進めざるを得ません。その順位には、患者の重症度や緊急性が大きく関与します。もちろん重症の場合でも、治療ができない状態では順位度が下がります。

トリアージという言葉を聞いたことがある人は多いでしょう。大事故や大災害などで提供できる医療が追い付かないほど多数の傷病者が出たとき、対応に優先順位をつけることです。すでに死亡している人はまず除外されます。軽症者や、治療しても助かる見込みの低い人は優先順位が下がります。医療により救済できる人を優先するのです。多忙な大学病院などでは、それと似たようなことを日常的にせざるを得ないのです。こうした日本の医療環境では、医師にこちらを向かせるための、患者による工夫も必要です。

「この病気の専門家はどなたですか？」

「このように視力低下が進むなら、今後どうしたらいいのですか？」

そう質問されて、医師が「うるさい」とか「時間が無い」とか言い返したり、態度で示したりするなら、それはその領域の専門家ではない証拠でしょうし、それ以前に人間性の問題です。まともな医師なら、そう具体的に問われ、自分がその専門家でなければ、適切な人につなぐでしょう。

円錐（えんすい）角膜という、角膜が次第に円錐状に変形し、近視、乱視が強くなり、しまいには進行してコンタクトレンズでの矯正も効かないばかりか、その装用さえ不可能なほど進行する疾患があります。そういう状態に近くなった三〇代の女性が、地方から来院しました。知り合いの紹介で私のもとを訪れ、あらかじめ若干の情報は得ていたので、その人の問題点はあらかたわかっていました。

よく聞けば、現在かかっている医療施設は、有名な角膜の専門家が診療しているところでした。私は、なぜ特殊なコンタクトレンズを用いるなり、角膜移植手術を提案するなり、もっと積極的な方針を立てないのか、専門外ながら不思議に感じました。
ところが、その人に対面してみると、診察室に入るときに軽く会釈をしたきりで、自分の口からはあまり言葉を発しません。謙虚というか、大人しいというか、そういう患者でした。こちらの問いかけには明瞭に答えます。ただ「はい」とか「いいえ」とか、簡単な応答をするのみで、何が知りたくて来られたのか伝わってきません。つまり、医師であるこちらを本気にさせないのです。

この人には、以上のことを説明し、担当医を本気にさせるコツを少しだけ授けました。後で紹介者から聞いた情報によると、担当医の姿勢はすぐに変化したそうです。そして手術を受ける段取りとなり、視力低下は残るものの、術前よりはるかに質の高い生活ができるまでになったそうです。

見えないことへの不満、快適でない状態を、これでもかというほど溜め込んで訴える人は外来では目立ちます。しかし**何かを訴えたり主張したりしない患者では、多少病気や症状があっても、その人の生活には大して影響していないものと医師は判断し、多忙な中では、踏み込んだ積極的な姿勢をとることはなかなかありません。**とくに現代の、患者を中心に考える医療では、医師は患者が頼みもしないことには手出ししないのです。

積極的な治療というものは、どんなに医学が進歩していても、必ず侵襲（しんしゅう）的治療になります。侵襲とはあまり聞き慣れない言葉かと思いますが、英語のinvasion、生体に対し「侵入的」という意味で、これを無理に翻訳したものでしょう。手術治療にしろ、薬物治療にしろ、積極的な治療は何らかの副作用もあり得るし、効果の程度にばらつきが予想されます。ですから、患者に積極的な姿勢がなければ、そうした治療を行なう優先順位は低くなります。

医師が「この人なら侵襲的治療を提案できるな」と思う瞬間とは、やはり人間同士ですから患者とウマが合ったときです。さらに言えば、**自分の持つ問題点を要領よくまとめて伝えられる能力、病気や治療を理解し、治療におけるリスクをも受け入れる患者力があるなと思えるような場合です。医師を本気にさせるには、患者が自分の受ける医療に対して積極的に理解しようとする覚悟、そして医師に丸投げするのではなく、自分も治療に参加するのだという自己責任を伴った姿勢を見せることが非常に大切です。**

そうすれば、医師の持つ知識、言いかえれば現代医学の最大限の恩恵を受ける機会に恵まれるでしょう。しかし同時に、現代医療はここまでという限界にも直面するでしょう。

つまり、いくら渇望しても治せるのはここまで、合併症や後遺症が出ても致し方のない地点に行きつきます。そうしたら、あとは患者力、人間力で事態を進めていくしかありません。前章までに何度か取り上げた認知行動療法が奏功するのもこの場面です。

人生、一生ずっとパーフェクトな状態などあり得ないと思い定め、つらい症状や病を人生の中心からいささか遠ざけた場所に移動させます。そうすると、健康なときほど広く快適な道ではないけれども、それなりの道は拓(ひら)けます。そこを納得して歩めば、まだまだ人生まんざらでもないことに気付くだろうと思います。少なくとも、つらい症状を自らの人生のど真ん中に置いて睨(にら)めっこをして闘い続けるより、ずっとましな生き方がそこにつくられるに違いありません。

終章　患者目線とコンコーダンス

国民皆保険は美名だが……

眼（視覚）も心（精神）も人間の脳が深く関与して働いていることを、本書では説明してきました。しかし、一般の眼科では、眼球だけに注目し、数値や画像など量的なもので測ろうという流れが厳然として存在し、それだけでは答えが出ない患者が救われない状態が残されています。

第二章でみたように、眼科の診断・治療も、やがて人工知能（ＡＩ）がすべて把握し、対応するようになるでしょう。ただし患者にとって重要なのは、視覚の質、生活の質です。これは数字でなく、言語で語るしかないものです。医師も、ＡＩが得意とする量にばかり目を向けるのではなく、患者目線で、言語で語られる質にもっと目を向ける必要があります。

一九二二年（大正一一年）、健康保険法が制定され、日本にはじめて公的な健康保険制度が導入されることになりました。大半の国民が医師にかかれるだけの経済力を持っていなかった時代です。その後も、保険組合や地方自治体と医師会との間の話し合いで「保険制度」、言いかえれば日本の医療制度の根幹が構築されました。それは、兵士や労働者を確保するための制度でもありました。やがて国民皆保険を目指そうとしましたが、第二次世界大戦の勃発で頓挫しました。

戦後は、保険組合の代わりに国が主導し、医師会との交渉の中で、国民皆保険を実現していったという歴史があります。

日本の医療体制を構築してきたここまでの歴史をみて、ちょっとおかしいと思う読者はいるでしょうか。実はとてもおかしなものなのです。なぜなら、日本の医療システムには患者（国民）の意思が全然入っていない、つまり上から目線の制度だからです。

こういう制度の中で、患者は病院へ行っても「三時間待ち三分診療」を受け、病気や検査や治療、これからの診療プランについての説明もほとんど受けられず、言われるままの額を支払って帰宅する。あるいは、症状について医師にろくに聞いてもらえず、「たいしたことないです」で済まされる。こういう状態では患者からの不満も出ますし、医師と患者の間のトラブルが増えるのも当然です。

国民皆保険の美名のもと、安い診療費なのだから文句を言うなと言わんばかりの体制の中に患者は置かれているとも言えます。

今、政府は「世界に冠たる国民皆保険」と言って胸を張りますが、国庫負担は国民医療費（平成二八年度で四二兆円）のたった二割五分を受け持つだけです。それでも多すぎると言って、国民医療費の削減に躍起になっています。患者が自分たちの医療に望むものは何かをしっかり受け止め、それを実現しようとしたら、医師も不足、コメディカルスタッフも不足するかもしれません。しかしそれでも、そうすることが本来の姿であり、本来の在り方をもとに医療費も算出されるべきでしょう。

今後も高齢化社会は続きますし、医学の進歩につれ、高額な金のかかる医療が増えるのは当然ですから、それを見込んでおかなくてはいけません。国が予算措置をしなければならないのは当然ですが、患者が満足する医療システムの構築もすべきでしょう。

それに国民の声が入ってくることで、額が上がる領域と下がる領域ができるでしょう。額の上がる領域が国民として真に必要だと思えば、国民皆保険に必ずしもこだわらず、受益者の経済的負担が増えても致し方ないと国民は腹をくくるかもしれません。

その代わりに、あくまで医療システムは患者目線にならなければいけません。たとえば、医療側の説明時間や、患者の考えを伝えながら話し合いをする時間をしっかりとることが必須です。

患者目線の医療が発展してこなかったのは、医学教育や技術の進歩にも責任の一端があります。すなわち、医学は患者の訴え（言語）より、検査上の数値や画像診断に重きを置いてきました。教育も、患者の愁訴を診断への手がかりとして使用はしても、患者の訴え、辛苦そのものの解決に必ずしも力点を置いてこなかった可能性があります。

本書では、眼窩窮屈症候群、眼瞼けいれんの感覚過敏型、眼球使用困難症候群、小雪症候群、学習障害の多様性、術後不適応症、うつ病による視力低下、目鳴りなどなど、患者の訴えから見出した症状や症候群をさまざま取り上げました。かなりの部分は、眼科の教科書にも書かれていない疾患、症状で、私たちが見出し、名づけたものもあります。患者目線で診療し、患者が表現する言語を大切にしてきたからこそ実現したものだと思います。

つまり、プロが医学の従来型の診断・治療の中で見ていても気付かなかったものを、患者目線になって見直したら、いろいろ新しい（あるいは知られていなかった）ことが出てきたり、それらに気付いたりできたのだと思われます。

くどいようですが、そういう視点はＡＩには持てません。言語を理解する人間同士だけに可能であり、すべての医師にそういう視点を持ってもらいたいと思います。

アドヒアランスから、さらにコンコーダンスへ

患者目線で医師が診療するのを、患者はただ待っていればいいのでしょうか。患者から何も働きかけがなければ、医師は自分の受けてきた教育、自分がしてきた医療の世界からわざわざ本気で、未知もしくは未確定の領域へ踏み出すなどということはしないでしょう。

第八章で私は、医師を本気にさせなければいけないと述べました。そのためには、自らもある程度勉強して、医師と同等の立場でコミュニケーションしなければなりません。治療において「**アドヒアランス**」という言葉が使われるようになって二〇年近くになるでしょう。**医師の考えを十分理解して治療に臨むことを自分から積極的にするという考え方**です。アドヒアランスは、医師と患者の距離を示しています。日本では、そこまで患者が理解を深めて自身の治療に積極的に参加してもらうほど、患者中心の医療になっているとは

思えません。

あちこちの病院のスローガンとして「患者中心主義」や「患者第一主義」「患者の権利を守る」などの言葉が掲げられています。こんな至極当然な、掲げるまでもない当たり前な言葉をスローガンにするということは、そうなっていないことを図らずも露呈しているとは言えないでしょうか。

ところがイギリスの医療は、アドヒアランスよりさらに一歩前へ進んだ理想をすでに掲げています。**「コンコーダンス」**です。コンコーダンスとは**「完全な一致」を意味する言葉で、医師の考えや方針と、患者のそれが完全に一致していること**を示します。

一致するためには、患者は方針を医師任せにするのではなく、少なくとも今自分の持っている病気や症状、治療法に限っては、医師と同等の知識を獲得する努力をしなければなりません。つまりコンコーダンスとは、どういう方針で病気を治療するのか、あるいは治療自体を全くしないのかを患者が担当医師とともに決定していくという考え方です。

医師は専門的知識と臨床経験をもとに考えていくのが普通ですが、患者は、専門的知識に追いつくことはできても、経験はありません。しかし方針決定のために、医師とは異なる観点を持ちます。それは、自身の病気や人生の捉え方であり、家族や仕事など周囲の環境であり、自分の経済的状況などです。医師と患者がそういうものを対等な立場で出し合って話し合いながら、詳細な方針を刻々と選択していくのです。

コンコーダンスを日本の医療現場で実現するには、患者には相当量の勉強を課すことになりますし、患者が自己決定権を行使するという明確な意識が必要になると思われます。同時に、医師にも一層の緊張感を求めることになります。

すなわち、医師主導なら、医師自身が考えた方針を打ち出して実践すればよかったものが、話し合って決めるとなると、患者からさまざまな質問が出るでしょうし、データの提示も求められるかもしれません。

患者も、そこにどんな選択肢があるか、医学の最先端ではどのような研究が行なわれ、治療にどれだけのリスクがあるのか、できるだけ詳細に知っておかなくてはいけません。それだけでなく、難病や一生治療が必要な疾患では、医師には患者の人生に寄り添った対応が求められます。人はそれぞれ、別々の人生観なり哲学を持っているでしょう。医師はそういうことを理解し、応じられるだけの人間力も、磨いておかなければならないということになります。こうした関係の実現は、相当に高い理想です。

すぐには実現しなくても、高い理想でも、時間をかけてこういう方向を目指すことは、日本でもやはり行なっていかなければなりません。実現する方向に進めば、医師と患者の関係は明らかに良くなり、誤解に基づくクレーム、紛争、訴訟は減ることでしょう。

さて、患者目線が主体になると、現代の医学では治せない数々の病気や症状、後遺症や障害は何か、ということがとても気になってきます。治せない病気や障害を目の当たりにしたとき、何が最も救いになるでしょうか。それは、社会の受け入れ体制や救済、周囲の理解や協力といった、一見医学とは関係のない世の中の仕組みです。その仕組みがきちんと働いていると、患者の心は安寧を得られますし、治療をしやすい、受けやすい環境が整います。

患者目線で患者に寄り添った医療の仕組みが求められるなら、国にはもっと病者、障害者といった弱者に寄り添った福祉行政を展開してもらいたいものです。私が診てきた患者で、福祉の窓口が冷たく、門前払いをされた人の数は少なくありません。国の福祉行政抑制の姿勢が、国民の窓口である末端機関をそうした態度にさせているのではないかと心配になります。

　国や行政の姿勢は、社会全体の空気にじかに影響します。病者、障害者に寄り添わず、彼らの言語表現を無視して、現代に合わない古い法律を厳密にふりかざすばかりでは、彼らが生きにくいと感じるのも当然です。

　心療眼科の診療に来られる患者を診ていて私が気付くことは、彼らは緑内障や白内障を見つけてほしいのでも、単に目薬がほしいのでもない。それよりも自分の不調の状態を専門家に評価してほしい、そしてなぜそうなっているのかを知りたいということなのです。不調は脳の誤作動など、不可逆的な部分が少なくなく、治療に限界があるものも多いことを、本書では縷々例示してきました。満足な説明が得られなければ、医療機関を転々とし、治らない病気でも拠り所を求めて漫然と通院し続けるのもわかります。

　もし、医療の限界の先に、適切な生活相談や、福祉の救済が整っていれば、依存的な通院は不要になり、国が期待する国民医療費の削減につながります。医師や医療職不足も一気に解消するでしょう。

　医療と福祉が別々に動いている現状の不合理に気付き、患者目線、障害者目線で、医療と福祉が補完し合うシステムを再構築することが、この国に求められている重要課題ではないかと痛感しているところです。

おわりに

人間がものを見るという作業は、ただ「見る」「見える」というだけにとどまらず、見えたものが何かを理解し、あるいはそこに何かを感じ、身体で反応したり、言葉などで表現したりするから、重大な意味を持つのです。つまり、見るだけでなく、「見てどうするのか」が、人間が視覚を利用する絶対的意義です。

この作業には、眼球はもとより必要ですが、それだけでは全く完結しません。脳が適切に働いていないと、この視覚の絶対性は実現しないことを、本書ではいろいろな例をあげながら説きました。

眼球や眼球に入った情報を脳に伝達する経路に異常がなくても、的確な視覚情報を得る準備過程や、入ってきた情報を正確に処理し、「見てどうする」の部分を実現させる脳の過程に不都合があれば、見る意味は失われ、つきつめれば見えないことと同じになります。逆に、眼球自体に多少の不調があっても、脳の性能が良ければ、不調部分をうまく代償するでしょう。

ちょうどこの原稿を書いているところで、卓球の水谷隼（じゅん）選手は、実は球がほとんど見えていないというニュースが飛び込んできました。そのニュースには、しかし、なぜそうなっているのかの理由はわからないと書かれています。が、本書を読み込まれた勘の良い方は、少なくともその一部を説明できる記述に出会っているはずです。

水谷選手は、日常のことには全く支障がない目を持っているそうです。しかし、卓球というある特殊条件で見えないという不都合が生じている。これは、眼球だけの問題ではないのではなかろうかと、気付いた方がおられるでしょう。

私は水谷選手を診察していないので、断定的なことは言えませんが、球が見にくくなったことをきっかけに、角膜屈折矯正手術（レーシック）を受けるに至ったようです。レーシックを受けたということは、部分的にしろ、眼球は新しく更新されたことになります。

水谷選手が、過酷なトレーニングを続け、高速で変化のある球を見極める高度の動体視力を手に入れたのは、その〝新しい目〟ではなく、手術前のもとの彼の目であることに注意してください。

動体視力は単一の機能ではなく、脳によるさまざまな視覚関連機能を総合した「脳の視力」と言うべきものです。

本書でも手術で見えなくなった（手術が失敗して見えなくなったのではない）例を取り上げていますが、そうした一部の人に出る術後不適応は確実にあります。たとえば、レーシックを行なって眼球が更新されれば、脳もそれに応じてチャンネルを合わせ直さなければなりません。それが適応するということです。

普通人の日常視に関して言えば、レーシック手術後にすぐに適応して、脳の回路も更新されるでしょう。しかし、水谷選手のような常人にはない特化した精緻な視覚の神経回路が、ただちに更新されるとは限らないのではないでしょうか。

常人でも眼鏡やコンタクトレンズが不適応、眼内レンズが不適応の人がまれにはいます。白内障手術後の不適応の話も、本書で詳しく述べました。また、「レーシック難民」という言葉が生まれるほど、レーシック後の不適応に苦しむ人も少数ながらいます。これらの術後不適応の人たちは、一様に「見えなくなった」と訴え、光に過敏になったり、痛みや疲労感が強くなったり、さらには心の安定を保てなくなったりします。

水谷選手の特化した動体視力は精緻で高度なだけに、やや脆い部分があるのかもしれない、と私は思います。少し時間はかかるかもしれませんが、いずれは適応して、問題が解決することを望んで止みません。

本書の出版に際し、視覚を脳に焦点を当てて考えること、視覚と脳の関係が理解されていないために、医学の世界でも、福祉の世界でも、不自由なのに適確な対応がなされていないという私の問題意識をくみ上げて、新書で刊行する機会を下さった集英社の樋口尚也部長と、直接編集に携わり、丁寧な作業だけでなく、索引をつけたいという私の要望も呑んで下さった東田健編集長に深謝します。また、医学の専門用語などでとっつきにくくなりがちな文章を和らげていただいた、佐藤美奈子さんに感謝します。

本書は全体を通して新たに書き下ろしたものですが、二〇一五年から読売新聞ウェブサイト「ヨミドクター」で連載しているコラム、「心療眼科医・若倉雅登のひとりごと」で取り上げたテーマや記述と、一部重なる部分があることをお断りしておきます。

二〇一九年五月

著者

ま

や

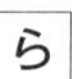

ら

た

な

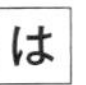

は

索引用語集

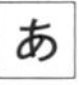

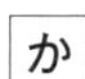

若倉雅登（わかくら まさと）

一九四九年、東京都生まれ。北里大学医学部を卒業後、同大学助教授などを経て、二〇〇二年より日本でもっとも歴史ある眼科専門病院「井上眼科病院」院長、一二年より名誉院長。日本神経眼科学会理事長などを歴任し、現在は目と脳の関係異常による病気を扱う「神経眼科」「心療眼科」の第一人者として活躍。主な著書に『絶望からはじまる患者力』『医者で苦労する人、しない人』（ともに春秋社）など多数。

心療眼科医が教える　その目の不調は脳が原因

集英社新書〇九八二I

二〇一九年六月二二日　第一刷発行

著者……若倉雅登
発行者……茨木政彦
発行所……株式会社集英社
東京都千代田区一ツ橋二-五-一〇　郵便番号一〇一-八〇五〇
電話　〇三-三二三〇-六三九一（編集部）
〇三-三二三〇-六〇八〇（読者係）
〇三-三二三〇-六三九三（販売部）書店専用

装幀……原　研哉
印刷所……凸版印刷株式会社
製本所……加藤製本株式会社

定価はカバーに表示してあります。

ISBN 978-4-08-721082-8 C0247
Printed in Japan

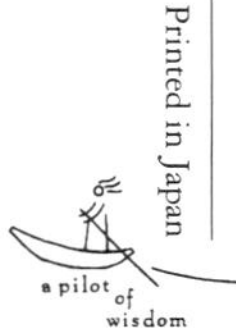

医療・健康——I

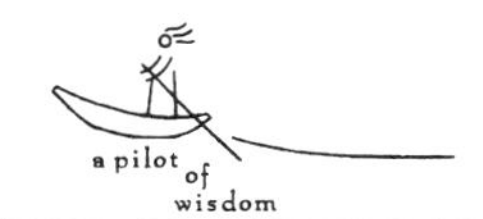

糖尿病は自分で治す！　福田正博

アルツハイマー病は治せる、予防できる　西道隆臣

すべての疲労は脳が原因2〈超実践編〉　梶本修身

認知症の家族を支える　ケアと薬の「最適化」が症状を改善する　髙瀬義昌

産業医が見る過労自殺企業の内側　大室正志

すべての疲労は脳が原因3〈仕事編〉　梶本修身

人間の値打ち　鎌田實

スマホが学力を破壊する　川島隆太

体力の正体は筋肉　樋口満

ガンより怖い薬剤耐性菌　三瀬勝利　山内一也

本当はこわい排尿障害　高橋知宏

集英社新書　好評既刊

科学――G

博物学の巨人 アンリ・ファーブル	奥本大三郎
物理学の世紀	佐藤文隆
臨機応答・変問自在	森博嗣
匂いのエロティシズム	鈴木隆
生き物をめぐる4つの「なぜ」	長谷川眞理子
物理学と神	池内了
ゲノムが語る生命	中村桂子
いのちを守るドングリの森	宮脇昭
安全と安心の科学	村上陽一郎
松井教授の東大駒場講義録	松井孝典
時間はどこで生まれるのか	橋元淳一郎
スーパーコンピューターを20万円で創る	伊藤智義
非線形科学	蔵本由紀
欲望する脳	茂木健一郎
大人の時間はなぜ短いのか	一川誠
化粧する脳	茂木健一郎
電線一本で世界を救う	山下博
量子論で宇宙がわかる	マーカス・チャウン
我関わる、ゆえに我あり	松井孝典
挑戦する脳	茂木健一郎
錯覚学―知覚の謎を解く	一川誠
宇宙は無数にあるのか	佐藤勝彦
ニュートリノでわかる宇宙・素粒子の謎	鈴木厚人
顔を考える 生命形態学からアートまで	大塚信一
宇宙論と神	池内了
非線形科学 同期する世界	蔵本由紀
宇宙を創る実験	村山斉・編
地震は必ず予測できる！	村井俊治
宇宙背景放射「ビッグバン以前」の痕跡を探る	羽澄昌史
チョコレートはなぜ美味しいのか	上野聡
AIが人間を殺す日	小林雅一
したがるオスと嫌がるメスの生物学	宮竹貴久
地震予測は進化する！	村井俊治

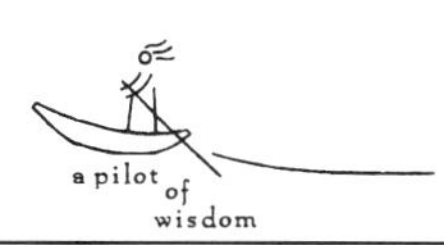

教育・心理――E

- 感じない子ども こころを扱えない大人　袰岩奈々
- レイコ＠チョート校　岡崎玲子
- 大学サバイバル　古沢由紀子
- 語学で身を立てる　猪浦道夫
- ホンモノの思考力　樋口裕一
- 共働き子育て入門　普光院亜紀
- 世界の英語を歩く　本名信行
- かなり気がかりな日本語　野口恵子
- 人はなぜ逃げおくれるのか　広瀬弘忠
- 悲しみの子どもたち　岡田尊司
- 行動分析学入門　杉山尚子
- あの人と和解する　井上孝代
- 就職迷子の若者たち　小島貴子
- 日本語はなぜ美しいのか　黒川伊保子
- 性のこと、わが子と話せますか？　村瀬幸浩
- 「人間力」の育て方　堀田力
- 「やめられない」心理学　島井哲志
- 「才能」の伸ばし方　折山淑美
- 演じる心、見抜く目　友澤晃一
- 外国語の壁は理系思考で壊す　杉本大一郎
- ○(まる)のない大人 ×(ばつ)だらけの子ども　袰岩奈々
- 巨大災害の世紀を生き抜く　広瀬弘忠
- メリットの法則 行動分析学・実践編　奥田健次
- 「謎」の進学校 麻布の教え　神田憲行
- 孤独病 寂しい日本人の正体　片田珠美
- 「文系学部廃止」の衝撃　吉見俊哉
- 口下手な人は知らない話し方の極意　野村亮太
- 受験学力　和田秀樹
- 名門校「武蔵」で教える東大合格より大事なこと　おおたとしまさ
- 「本当の大人」になるための心理学　諸富祥彦
- 「コミュ障」だった僕が学んだ話し方　吉田照美
- ＴＯＥＩＣ亡国論　猪浦道夫
- 「考える力」を伸ばす ＡＩ時代に活きる幼児教育　久野泰可

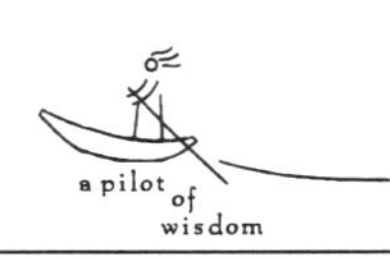
a pilot of wisdom